DES OPÉRATIONS
D'HYSTÉRECTOMIES ABDOMINALES
TOTALES ET SUPRA-VAGINALES
Pratiquées pour Fibrôme utérin

Dans le service
du Dr Ed. SCHWARTZ (octobre 1897 à juillet 1901)

PAR

Le Dr Isidore GILLOT
EXTERNE DES HOPITAUX
MÉDAILLE DE BRONZE DE L'ASSISTANCE PUBLIQUE

PARIS
VIGOT FRÈRES, ÉDITEURS
23, PLACE DE L'ÉCOLE-DE-MÉDECINE, 23

1901

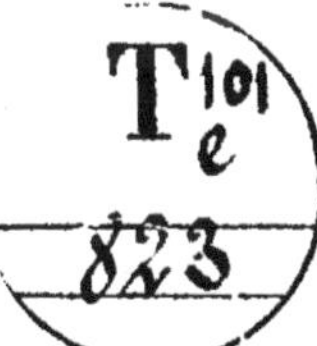

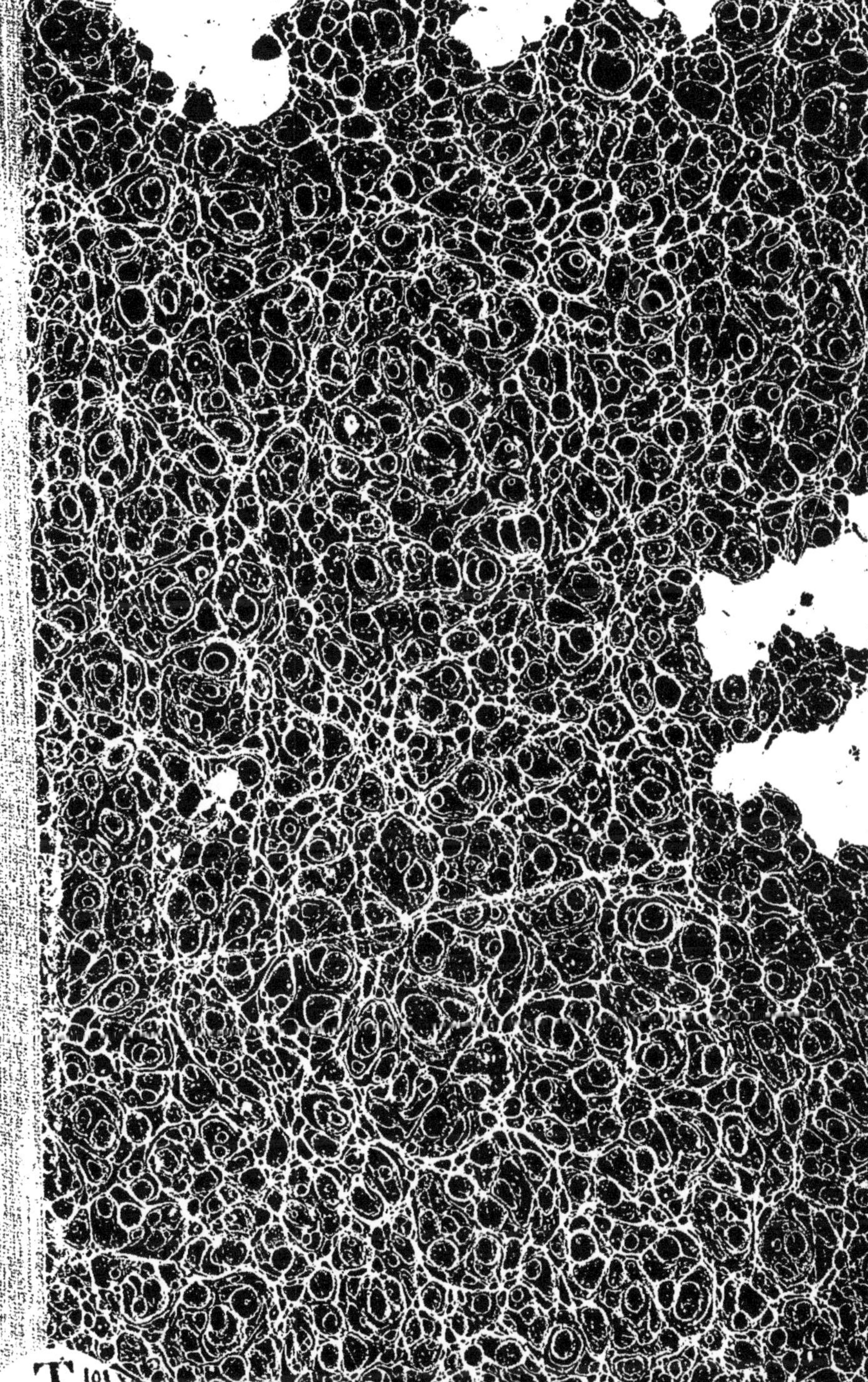

DES OPÉRATIONS
D'HYSTÉRECTOMIES ABDOMINALES
TOTALES ET SUPRA-VAGINALES
Pratiquées pour Fibrôme utérin

Dans le service

du Dr Ed. SCHWARTZ (octobre 1897 à juillet 1901)

PAR

Le Dr Isidore GILLOT

EXTERNE DES HOPITAUX

MÉDAILLE DE BRONZE DE L'ASSISTANCE PUBLIQUE

PARIS

VIGOT FRÈRES, ÉDITEURS

23, PLACE DE L'ÉCOLE-DE-MÉDECINE, 23

1901

A MON PÈRE ET A MA MÈRE

A MA FEMME

A MES BEAUX-PARENTS ET PARENTS

MEIS ET AMICIS

A MES MAITRES DES HOPITAUX

A MON PRÉSIDENT DE THÈSE

MONSIEUR LE PROFESSEUR BUDIN

Professeur de clinique obstétricale à la Faculté de médecine·
Officier de la Légion d'honneur.

INTRODUCTION

Pendant les années 1899-1900, que j'eus le bonheur de passer dans le service de M. le professeur Schwartz, comme externe à l'hôpital Cochin, je vis de nombreuses malades atteintes de fibrome utérin de volume variable : cette dégénérescence néoplasique était tantôt simple, tantôt multiple, ou même associée à des lésions des annexes et des organes voisins.

Mon maître, après un examen approfondi et minutieux, faisait son diagnostic et discutait quelle devait être l'opération de choix : il faisait suivant les cas l'une de ces deux opérations : l'hystérectomie abdominale totale, ou l'hystérectomie supra-vaginale renonçant presque à l'hystérectomie vaginale.

Ces interventions que nous suivions jusque dans leurs moindres détails, nous intéressèrent d'autant plus vivement que nous étions chargés de prendre les observations et de suivre les opérées ; aussi résolûmes nous un jour d'étudier et de comparer ces deux méthodes, qui n'étaient pas employées indifféremment, et d'en faire la statistique, sans oublier les considérations sur l'état général des malades, et les complications qui influent sur les résultats opératoires.

Nous nous ferons tout d'abord un devoir de reconnaissance de remercier le docteur Schwartz, qui fut pour nous un maître dévoué, nous entoura d'une affection paternelle pendant les deux ans et demi que nous passâmes dans son service, comme bénévole et externe ; guida nos pas dans les vastes domaines de la chirurgie, de la médecine et de l'obstétrique, et nous conduisit à la fin de nos études en nous donnant notre sujet de thèse.

Nous remercierons aussi le docteur Chauffard, qui nous donna les premières notions de pathologie interne, de clinique et de thérapeutique ; et le docteur Letulle, qui fut notre premier maître d'externat, compléta et développa nos premières notions de pathologie et de clinique, et nous enseigna l'anatomie pathologique. Tous deux, dans bien des circonstances de notre vie, nous témoignèrent leur affection et leur dévouement.

Nous exprimerons notre reconnaissance à notre maître et vénéré ami le docteur Dalché, que nous eûmes, hélas ! un temps trop court à l'hôpital Saint-Antoine.

A M. le professeur Lannelongue et au docteur Villemin nous sommes reconnaissants de la bonté qu'ils ont mise à nous apprendre la chirurgie infantile.

Que MM. les docteurs Soucques, Macaigne et Florand qui se succédèrent en remplaçant le docteur Giraudeau retenu dans le Midi, reçoivent l'hommage de notre profonde gratitude.

Nous remercions le professeur Budin de la bonté avec laquelle il nous enseigna l'art de l'obstétrique, et de la sympathie qu'il a montrée à notre égard, et qu'il nous manifeste encore une fois de plus en acceptant la présidence de notre thèse.

Nous remercierons enfin le docteur Rieffel de la bonté et du dévouement qu'il a toujours manifestés pour nous.

Nous témoignons vivement notre amitié et notre reconnaissance au docteur Ramond qui compléta, quand nous étions dans le service du docteur Chauffard, les leçons du maître, nous conduisit à l'externat et nous montra l'année suivante un dévouement Fraternel qui nous laissa dans la mémoire un souvenir ineffaçable.

Que les docteurs Mace, Dubrisay, Chavannes, Schwalr et Perret soient assurés de notre gratitude pour l'excellent enseignement qu'il nous ont donné.

Considérations sur les divers traitements de la fibromatose

Le traitement des fibromes utérins tend à devenir de plus en plus chirurgical ; les méthodes médicales ou médico-chirurgicales, quelquefois curatives, le plus souvent palliatives, passent aujourd'hui au second rang. Elles s'adressent surtout aux malades qui approchent de l'âge de la ménopause et qui peuvent consacrer le temps nécessaire pour suivre un traitement prolongé, surtout si ces malades sont atteintes de fibromes qui ne déterminent ni hémorragies extrêmement abondantes et répétées, ni phénomènes de compression menaçants, ni troubles généraux graves de la santé.

Les médications employées : injections d'ergotine, électricité par courants continus et intenses, cure dans une station d'eau thermale, procurent une guérison relative, mais peu souvent définitive ; tels sont les trois procédés employés de nos jours.

Hildebrant en 1872 reprend méthodiquement l'emploi des injections d'ergotine, préconisées depuis longtemps ; il règle leur technique et crée la méthode de traitement qui porte son nom ; il injectait de 25 à 50 centigrammes d'ergotine chaque jour, tantôt dans les muscles de la face externe des cuisses, tantôt dans les muscles fessiers, et il prolongeait cette médication pendant des mois.

Gusserow, Martin, et Schrœder ont eu l'occasion de réunir des observations de nécropsies faites chez des malades traitées par cette méthode ; ils n'ont constaté aucune guérison anatomique ; les injections étaient restées infructueuses, et nous trouvons même des observations de malades traitées par Heurtaux à l'aide d'injections d'ergotine, qui sont mortes d'accidents péritonéaux : l'ergotine injectée dans la tumeur avait déterminé du sphacèle de la tumeur et du péritoine.

L'électricité, certainement supérieure à l'ergotine, est employée dès 1868 par Tripier, Legros, et Ominus ; leurs méthodes se transmettent, et ce n'est qu'en 1882 qu'Apostoli explique la véritable technique : il proscrit les courants alternatifs ; préconise les courants continus d'une forte tension, de 150 à 250 milliampères, qu'il évalue d'une façon précise à l'aide du galvanomètre : Il couchait ses malades sur un spéculum, faisait une asepsie parfaite du vagin, y introduisait l'électrode positif en platine, et plaçait sur l'abdomen une plaque formant l'électrode négatif. Il recommandait d'employer une large plaque parce que la tension électrique en se répandant sur une trop petite surface produisait des eschares.

Pendant trois minutes il envoyait un courant faible : puis pendant cinq minutes le courant maximum, déminuait ensuite l'intensité pendant trois minutes et cessait : il renouvelait ces séances trois ou quatre fois par vingt-quatre heures et les répétait vingt-cinq ou trente jours. Il obtenait au bout de cinq ou six séances l'arrêt des hémorragies et vers la quinzième séance la cessation des douleurs abdominales.

Dans 80 pour 100 des cas dont il publie les observations le traitement a été curatif ; dans 10 pour 100 des cas la tumeur a diminué de volume : le courant, en pénétrant dans la tumeur, produit une eschare dure, brune et sèche qui donne naissance à du tissu cicatriciel rétractile; l'électrode négatif produit de l'hyperémie et diminution de volume de la tumeur.

La méthode d'Apostoli est innocente et efficace ; mais si une malade à des complications annexielles ou péritonéales, ou si on pratique la ponction des culs-de-sac au moyen d'une électrode-trocart comme faisait Apostoli, on risque des accidents. L'électricité n'a aucune action sur les fibromes sous-muqueux et pédiculés ; néanmoins supérieure aux injections d'ergotine, elle a causé de nombreuses guérisons et Laquierre dans sa thèse publie des observations de malades revues guéries quinze ans après leur traitement.

Les principes chlorurés sodiques des eaux minérales de Kreuznach, de Salins, de Biarritz et surtout des plus riches, celles de Salies de Béarn, ne donnent que de faibles résultats. La Source Bayàa à Salies, que l'on choisit de préférence, contient 258 grammes de sel par litre ; les médecins l'administrent sous forme de bains généraux plus ou moins mélangés d'eau douce, de douches vaginales très chaudes, de compresses imbibées appliquées sur l'abdomen.

Après un traitement de 30 jours la malade reprend ses forces, elle est dans une période d'accalmie ; les douleurs ont cessé ; les hémorragies sont moins abondantes, moins fréquentes ; la tumeur est moins grosse et plus mobile. Ce fibrome est dans les meilleures conditions opératives.

Le docteur Matton, de Salies, avoue dans ses bonnes observations que le fibrome est tout aussi volumineux, mais qu'il est plus mobile et plus facile à explorer, grâce à la disparition de l'exsudat péritonéal des fausses membranes de pelvi-péritonite, mais jamais il n'a constaté de ramollissement.

Les traitements médicaux sont palliatifs sauf l'électricité, mais il faut nous adresser aux traitements chirurgicaux pour avoir une cure radicale.

Du traitement chirurgical.

Les traitements médicaux que nous venons d'énumérer précédemment sont palliatifs ; l'électricité seule est curative, mais fait attendre son effet 30 ou 40 jours ; aussi pour avoir une cure radicale rapide, nous adresserons-nous à la chirurgie et nous distinguerons deux cas : les indications d'urgence et les indications d'opportunité.

Nous considérons qu'il y a urgence, si la vie des malades est immédiatement menacée par la présence d'une tumeur fibreuse, qui détermine des phénomènes de compression pelvienne progressifs ou immédiatement redoutables, surtout la compression des uretères, et qui cause des hémorragies profuses et fréquentes. Si le fibrome s'enflammed ou égénè re en tumeur maligne, ou s'il fait des mouvements de torsion autour de son pédicule, nous sommes d'avis de faire l'ablation du fibrome le plus rapidement possible.

Les tumeurs fibreuses qui apparaissentà une grande

distance de la ménopause, qui persistent à croître après elle et causent enfin des troubles de la santé générale en provoquant des troubles viscéraux ou des hémorragies doivent aussi être enlevées sans hésitation.

L'approche de la ménopause, la lenteur du développement de la tumeur, la rareté des hémorrhagies, la conservation de la santé générale, nous permettront d'attendre quelque temps en surveillant la malade, et au besoin même d'essayer, si elle en a le désir formel, le traitement électrique ou thermal.

Mais si nous voyons apparaître des phénomènes de compression sur les organes pelviens, rectum, vessie, uretère, urèthre, des poussées de pelvi-péritonites, qui font penser à des lésions annexielles ou à la dégénérescence de la tumeur, ou enfin de fréquentes hémorragies, nous interviendrons, sans être arrêtés par l'atteinte portée sur la santé générale, ou les accidents cardiaques et rénaux bénins.

Les contre-indications opératoires seront : la tuberculose pulmonaire aux deuxième et troisième degrés : une néoplasie maligne, ou des lésions rénales d'albuminurie grave ; l'insuffisance mitrale ou aortique, le rétrécissement mitral ou aortique ; les lésions du cœur droit primitives très prononcées et non compensées qui interdisent l'emploi du chloroforme et tout choc opératoire.

Nous passons sous silence les maladies aiguës ; l'affaiblissement et le mauvais état général causés par la fibromatose, ne nous paraissent pas des contre-indications ; au contraire nous nous hâterons d'intervenir pour éviter l'aggravation des symptômes : tels sont les principes de notre maître.

Il pratique trois opérations : l'hystérectomie vaginale, l'hystérectomie abdominale totale et l'hystérectomie abdominale supra-vaginale. Il ne fait l'hystérectomie vaginale que dans les cas de tumeurs petites et où l'utérus se laisse facilement abaisser : nous lui vîmes faire avec succès treize opérations, qui donnèrent treize guérisons ; six de ces malades sont revenues dans le service où nous pûmes constater deux et trois ans après leur parfaite guérison.

Cette opération, érigée en méthode de traitement par Kottmann en 1897 ne s'adresse d'après nous qu'aux fibromes du col, qu'aux fibromes de petit volume, gros comme une pomme ou une grosse orange, et aux polypes fibromateux.

Le gros avantage qu'elle présentait autrefois, était de permettre d'opérer hors de la cavité péritonéale ; mais de nos jours, avec une asepsie parfaite et rigoureuse, on peut ouvrir, presque sans crainte, la cavité abdominale ; la laparotomie est une opération relativement bénigne et très sûre, qui nous permet de conserver, dans quelques cas de fibrome pédiculé de la surface utérine ou de fibrome du ligament large, un utérus utile, que nous aurions été forcés d'enlever par la voie vaginale avant d'extraire la tumeur.

L'hystérectomie vaginale présente un peu de difficulté. Malgré tout le jour que peuvent donner les aides en écartant le vagin par des valves, le chirurgien opère presque au fond d'un puits pour le début du premier temps ; il abaisse à la vulve, il est vrai, le col à l'aide de pinces à griffe ; il libère le col de ses insertions vaginales ; il incise au bistouri, ou aux ciseaux courbes, les insertions vaginales du col ;il guide la lame de son bistouri avec son doigt plutôt qu'avec l'œil ; car il sent très nettement le tissu utérin dur et blanc mat criant sous le tranchant, il porte en avant le col et dégage la face postérieure en ouvrant le cul-de-sac de Douglas, et explore la cavité pelvienne à l'aide du doigt recouvert d'une compresse aseptique ; ensuite il fait soulever la vessie et la met à l'abri grâce au grand écarteur vésical :

Il saisit les artères et veines vaginales ; et il opère au milieu de pinces dont il déplace les branches sans que les mors glissent le moindrement.

Le deuxième temps consiste à faire descendre l'utérus en sectionnant le col par une incision, située sur la face antérieure, et dont le chirurgien saisit et tire les lèvres à l'aide de pinces de Museux ; si le fibrome est petit, il n'y a pas de difficulté, l'utérus descend, et rapidement on peut commencer le troisième temps. Mais si l'utérus ou la tumeur sont volumineux, et que tout reste arrêté au détroit supérieur, le chirurgien fait la myotomie et extrait à l'aide de pinces tire-balle les fragments utérins, l'opération est plus longue, et les artères utérines, qui n'ont pu encore être saisies, laissent couler du sang qui afflue sur toute la surface déplacée ou pénètre entre le péritoine et le vagin où il peut former un hématome. Les aides interrompent à chaque minute pour essuyer la plaie, mais ils gênent relativement peu.

Dès le début du troisième temps, il faut saisir les artères utérines, les ligaments larges, dans des pinces dont les mors se croisent, mais risquent rarement de glisser ; voudrait-on poser une ligature, il faut prendre une grande surface pour en être sûr, cependant quelques chirurgiens font cette ligature avec succès. Le fil serre mal, les tissus s'écrasent, il faut quand même laisser les pinces, disent certains opérateurs, ou encore souvent, prétendent-ils, la surface cruente saigne en nappe. Le chirurgien poserait-il des ligatures ou des forêts de pinces, il est impuissant.

L'achèvement de la myotomie après l'hémostase terminée ne présente pas de difficultés ; on peut la faire complète. On peut laisser rentrer les pinces et les clamps après avoir tamponné la cavité vaginale pour parfaire l'hémostase.

Trente-six heures au minimum, ou quarante-huit heures après l'opération, l'hémostase est parfaite ; on peut enlever pinces et tampons qui souvent sont à peine imbibés de sang.

Nous passerons sous silence les complications péritonéales ou intestinales pendant l'opération ; elles doivent être nulles.

Il est presque exceptionnel que les anses grêles ou l'épiploon descendent pour combler le vide laissé par la tumeur ; nous ne citons ces faits que pour mémoire.

Les hystérectomies pour fibrome sont, paraît-il,

souvent accompagnées d'hémorragies, parce que l'utérus est richement irrigué et que les annexes sont congestionnées ; nous n'avons jamais relaté de faits semblables.

L'hémostase est plus difficile à pratiquer que dans les cas d'utérus anémiés, le chirurgien le sait, il prend ses précautions ; il a peut-être un peu plus de peine que dans les cas de vieilles métrites ou de sclérose utérine ; de plus, le chirurgien a enlevé une masse fibromateuse, il ne peut se rendre compte facilement de l'état du bassin, il ne sait si le péritoine renferme d'autres fibromes ou les ligaments larges, ce que la voie abdominale seule peut lui indiquer. De plus, la voie abdominale permet d'aborder commodément tous les fibromes du corps et du col ; les fibromes interstitiels du corps peuvent être énucléés de leur loge par la laparotomie en faisant une opération conservatrice.

De l'Hystérectomie abdominale totale.

L'hystérectomie abdominale totale s'adresse aux malades chez lesquelles la dégénérescence fibromateuse a envahi col et corps utérins, chez lesquelles il est impossible de former un pédicule cervical.

Les opérations par la voie abdominale tentées par Granville en 1857, Atbi et Lane en 1844, s'appliquaient à des tumeurs pédiculées qu'ils avaient prises pour des kystes de l'ovaire ; plusieurs chirurgiens suivant leurs méthodes se bornèrent souvent, dans les cas de fibromes, à des laparotomies exploratrices.

Burnham, en 1853, fit une hystérectomie abdominale totale avec succès ; en 1855, Kimbal fit une hystérectomie abdominale à pédicule externe.

Le vrai promoteur de l'hystérectomie abdominale totale est Kœberlé; il pratiqua, en 1863, systématiquement l'hystérectomie abdominale pour fibrome non pédiculé, d'après une technique raisonnée qu'il perfectionna et vulgarisa ; mais pour obtenir des résultats satisfaisants il fallut attendre l'avènement de l'antisepsie

Pean et Kœberlé, de 1863 à 1878, font des pédicules externes; de 1878 à 1884, Schrœder tente le pédicule interne; Wœlfer et von Hacker veulent placer hors de la cavité péritonéale le pédicule; en 1881, Bardenheuer supprime le pédicule et crée les procédés actuels qui règnent depuis 1897.

Notre maître, pour pratiquer l'hystérectomie abdominale totale, place la malade dans la position inclinée de Trendelenburg. Il commence la laparotomie médiane sous-ombilicale, incise la peau, le tissu cellulaire sous-cutané, les aponévroses des muscles grands droits et le péritoine, et arrive sur la tumeur, il la libère de ses adhérences intestinales, s'il en trouve; les anses grêles sont réclinées vers le diaphragme, et le ventre est garni de compresses.

Notre maître est à droite de l'opérée, un aide en face de lui ; il saisit la tumeur et l'entraîne hors du péritoine. Il saisit ensuite les ligaments larges entre deux pinces, il en place une en dedans, l'autre en dehors des annexes, prenant avec l'utérus trompes et ovaire décortiqués de leur péritoine au ras du bord de l'utérus ; et à deux centimètres au-dessus de la bande vésico-utérine, qui apparaît très nettement, surtout si l'aide soulève la tumeur avec une forte pince à traction de Museux ou avec le tire-bouchon de Delagenière.

Profitant du jour, il incise d'un bord à l'autre le péritoine anté-utérin et s'aidant de son doigt, il décolle le cul-de-sac antérieur du vagin, et perçoit enfin le col utérin.

Un second aide, placé entre les jambes de l'opérée, met la valve qui forme écarteur et grâce à elle, il refoule d'une façon soutenue et continue la vessie et l'angle inférieur de la plaie.

Le premier aide attire à droite l'utérus ; le chirurgien écarte avec le doigt recouvert d'une compresse aseptique les deux feuillets du ligament large gauche, pénètre jusqu'au bord de l'utérus et au contact du cul-de-sac vaginal, il découvre l'artère utérine et ses deux veines satellites à l'aide d'un fort catgut, il fait ses ligatures.

Du côté droit le chirurgien et le premier aide font la même manœuvre : le ligament est sectionné à sa base au ras du col entre son bord latéral et la ligature de l'utérine jusqu'au cul-de-sac vaginal latéral ; la libération de l'utérus et de ses annexes permet à l'aide d'attirer la tumeur en haut.

Cette manœuvre facilite l'incision du cul-de-sac vaginal qu'elle tend ; le chirurgien incise au contact du col sur la ligne médiane, et prolonge à gauche et à droite autour du col son incision qui intéresse seulement la muqueuse vaginale ; à l'aide de pinces de Kocher ou de pinces en cœur, il saisit les lèvres vaginales, il coupe aux ciseaux le cul-de-sac postérieur et libère définitivement la tumeur qu'il enlève.

Le vagin est immédiatement fermé par une suture au catgut ; les pinces remplacées par des ligatures et l'incision séreuse est suturée transversalement au-dessus des pédicules vasculaires qui vont être enfouis.

Le péritoine incisé au ras de l'utérus recouvre les

vaisseaux liés qui fournissaient le sang aux trompes et aux ovaires : ces vaisseaux font de petits pédicules qui n'existent pour ainsi dire pas, et qui sont situés hors de la cavité péritonéale.

Pour éviter toute infection par l'ouverture vaginale, il est préférable de la réunir complètement, et de drainer s'il y a lieu par la voie abdominale : telle est la technique opératoire de notre maître, qui a abandonné depuis 1896 le drainage vaginal ; nous avons fait une opération à ciel ouvert avec plan incliné ; des champs opératoires nous ont séparés de l'intestin : nous avons pu faire une hémostase par ligature dont nous avons recouvert les pédicules par des lambeaux péritonéaux, et nous n'avons pas eu dans le péritoine de surface cruente favorable à l'infection.

Par cette méthode, nous n'abandonnons pas dans le ventre un pédicule utérin, étreint par un fil de soie ou un lien élastique, que nous aurions fixé derrière la paroi abdominale comme faisait Wœlfer, ou dans l'épaisseur de la paroi, comme faisait Hégar ; ou comme Schrœder, qui taillait encore son pédicule, et le recouvrait d'une manchette péritonéale : manœuvres dangereuses et longues qui laissaient dans le péritoine un pédicule voué au sphacèle.

Entre les mains expertes de Schrœder, de Wœlfer, d'Hégar et de Martin, la mortalité varie entre 15 et 20 pour 100.

Les statistiques françaises et génevoises donnent les mêmes résultats.

Le procédé dit du pédicule externe, qui consistait à saisir le pédicule entre deux liens et à fixer ce pédicule par deux broches d'acier sur la paroi abdominale et à le retenir jusqu'à ce que le pédicule sphacélé tombe, exposant la femme à divers dangers d'infection doit être cité pour mémoire.

Ce procédé de nos jours ne doit plus être employé que dans les cas où l'on n'est pas parfaitement sûr de l'asepsie des liens, et où l'on veut réduire au minimum les manœuvres intra-péritonéales.

Il donne une mortalité de 10 pour 100, et n'est plus employé que dans les cas de nécessité absolue.

De plus le bassin peut être parfaitement asséché et les aides peuvent empêcher tout écoulement liquide qui pourrait gagner la grande cavité et y apporter des germes septiques, surtout si nous avons à faire à des complications annexielles.

Le chirurgien peut rompre facilement les adhérences du colon ou des anses grêles à la tumeur, par suite de l'inclusion de celle-ci dans le ligament large dont le meso dédoublé contribue à l'envelopper ; l'uretère est-il soulevé : le chirurgien voit souvent son déplacement, et peut éviter de le sectionner.

Il évite plus facilement le colon, et ce n'est que rarement qu'il le blesse, tandis que l'uretère qui serpente à la surface de la tumeur peut être plus facilement touché.

Il le lie entre deux pinces comme il ferait d'une veine ; mais une veine n'a jamais la consistance ferme et musculaire et la structure anatomique qui caractérisent l'uretère : cette différence histologique doit attirer l'attention de l'opérateur. Celui-ci n'a qu'à enlever la pince supérieure, et au lieu de sang, il voit soudre goutte à goutte l'urine qui descend du bassinet. Aussitôt l'hystérectomie achevée, l'opérateur qui ne peut réunir les deux fragments de l'uretère, fait l'urétéro-néosystostomie et le mal est réparé.

Au reste la décortication faite avec soin au ras de la tumeur, permet d'éviter cet accident.

L'hémorragie veineuse ou artérielle est le dernier accident qui nous reste à examiner.

Les énormes sinus veineux qui rampent autour de la tumeur, tombent sous le bistouri qui les ouvre dans la longueur ; une pince hémostatique mise à l'origine, une seconde, sont souvent impuissantes à arrêter cette hémorragie en nappe ; il faut à l'aide d'une aiguille de Reverdin ou d'une aiguille à pédale, lier à travers la tumeur la veine à sa naissance, et tout danger est alors conjuré.

Aujourd'hui que l'antisepsie et l'asepsie sont parfaitement observées avec un soin jaloux, les accidents d'infection deviennent de plus en plus rares.

Si le pédicule des vaisseaux est un peu gros et court, ou que l'on n'ait pas lié les vaisseaux un à un après les avoir disséqués soigneusement, ils peuvent saigner sans donner le moindre signe à l'extérieur, suinter sous le péritoine qui les recouvre et former un hématome plus ou moins volumineux sous-péritonéal qu'il faudra traiter secondairement.

Si on trouve la moindre faiblesse du pouls, que la

malade pâlisse ou ait des obnubilations ou des vertiges, en un mot qu'elle ait les symptômes d'une hémorragie interne, il ne faut pas craindre de réouvrir la cavité péritonéale pour parfaire une hémostase insuffisante et sauver la vie de l'opérée.

Toutes les malades dont les observations vont suivre durent subir l'hystérectomie abdominale totale pour fibrome utérin de poids et de volume variables : la fibromatose avait envahi col et corps utérins, qui souvent ne formaient plus qu'une masse dégénérée vraiment impossible à distinguer, causant des phénomène de compression du côté de la vessie, du rectum, des uretères et de l'urèthre, et causant souvent même des métrorragies si abondantes qu'elles auraient compromis la vie des malades si l'intervention avait été remise.

Plusieurs avaient des fibromes très volumineux qui leur rendaient la vie impossible, et les retenaient au lit depuis des mois.

Notre maître fut consulté d'octobre 1897 à juillet 1901 par 34 malades atteintes de fibromatose. Une fois il refusa d'intervenir parce que la malade avait été trop affaiblie par les métrorragies ; 33 fois il intervint et fit l'hystérectomie abdominale parce qu'il lui aurait été impossible de pratiquer une autre opération ; jamais il n'aurait pu faire un pédicule utérin et pratiquer l'hystérectomie supra-vaginale ou la myomectomie en conservant un utérus utile.

Nous examinerons tout d'abord les observations de 19 malades opérées à l'hôpital qui guérirent parfaitement ; nous eûmes l'occasion de les revoir en parfaite guérison un an ou deux après l'opération.

Nous citerons ensuite les observations de 7 malades de ville qui, elles aussi, guérirent parfaitement et nous terminerons en discutant les observations des 3 malades qui ont succombé aux suites opératoires.

Dans l'énumération des observations, nous procéderons toujours d'après l'ordre chronologique ; elles subirent l'hystérectomie abdominale par le procédé que nous venons de décrire avec drainage abdominal ; chez aucune le drainage vaginal ne fut pratiqué.

Observation 2.668. — Mme G... entre à l'hôpital Cochin, trois ans auparavant, M. Segond lui a fait l'amputation du sein gauche pour sarcome ; depuis 6 mois, elle sent une grosse tumeur dans le ventre ; cela la gêne sans qu'elle souffre ; cette grosseur a cru peu à peu ; la malade a eu tout d'abord des envies fréquentes d'uriner, puis a été constipée,et souffre de douleurs de reins.

La paroi abdominale est soulevée par une grosse tumeur qui remplit presque tout le petit bassin ; c'est un fibrome encore mobile.

Le 28 avril 1897, l'hystérectomie abdominale est pratiquée ; l'hémostase est longue, mais on peut la faire complètement ; la paroi abdominale est refermée en laissant un passage pour drainer ; la malade guérit et sortit le 1er juin parfaitement remise ; elle a été revue en 1899.

La tumeur pesait 1000 gr.

Observation 2.735. — Mme de S... entre le 2 juin 1897, parce qu'elle a une perte de sang qui a duré du 17 mai au 2 juin sans interruption; elle en a été très affaiblie et très fatiguée.

C'est un fibrome mobile dans la cavité abdominale, occupant le petit bassin et refoulant le col derrière la symphyse du pubis; col et corps utérin sont envahis ; la malade est très constipée, et a des envies fréquentes d'uriner.

Le 12 juin, la laparotomie médiane sous-ombilicale conduit sur un fibrome énorme, remontant presque jusqu'à l'appendice xiphoïde, comprimant l'S iliaque et l'intestin grêle, et refoulant en haut la vessie.

La ligature préventive des deux artères utérine et utéro-ovarienne, et des ligaments larges, est pratiquée et la tumeur pesant 1700 gr. est enlevée par l'hystérectomie abdominale totale ; la malade guérit rapidement, et a été revue en bonne santé.

Observation 2.761. — Mme L... âgée de 46 ans, entre à l'hôpital Cochin le 21 juin 1897 ; depuis six mois, elle s'est aperçue que son ventre augmentait de volume, et que ses règles étaient plus abondantes.

L'examen de la malade nous révèle un utérus englobé dans un gros fibrome arrondi qui remonte à deux travers de doigt au-dessus de l'ombilic ; la tumeur demeure encore mobile ; le petit bassin est envahi ; le col petit, regarde en avant.

Le 27 juin, l'hystérectomie abdominale totale est pratiquée ; un corps fibreux coiffant l'utérus est énucléé avec lui ; la ligature préventive des artères utéro-ovariennes et des ligaments larges est pratiquée ; la malade saigne à peine, la paroi abdominale laisse passer un tampon qui est enlevé le 2e jour ; la malade sort guérie le 22 juillet.

Observation 2.794. — Mme M. entre le 19 juillet 1897 ; elle souffre du ventre depuis 14 ans ; elle attribue ses douleurs à un accouchement, ou à un avortement qu'elle a fait 2 ans après son accouchement.

La palpation nous montre manifestement une tumeur multilobée présentant à droite une partie plus volumineuse ; la tumeur reste mobile, mais remplit le petit bassin en comprimant rectum et vessie.

La laparotomie médiane nous conduit sur un fibrome du col et du corps utérins ; la ligature préventive des artères utéro-ovariennes et des ligaments larges est pratiquée ; en décortiquant la tumeur, l'uretère se trouve sectionné, mais sitôt la tumeur enlevée, l'utéro-néo-cystostomie est tentée avec succès ; la paroi abdominale est drainée ; la malade guérit parfaitement, et regagne son domicile le 20 août.

Observation 2.891. — Mme H. remarqua que depuis 2 ou 3 ans ses règles, qui avaient été régulières, revenaient plus souvent, devenaient de véritables hémorragies, et duraient 8, 10 et même 12 jours.

Elle vient consulter à l'hôpital et y entre le 13 octobre 1897.

C'est un fibrome de volume moyen, qui cause tous les troubles ainsi que des troubles rectaux et vésicaux.

L'hystérectomie abdominale totale est pratiquée le 18 octobre, et permet d'enlever une tumeur occupant le petit bassin et la zone inférieure de la région sus-pubienne.

L'hémostase est difficile ; la malade, hémophile avant son opération, continue à l'être pendant l'opération ; il faut tamponner ; c'est à grand'peine qu'on arrive à l'hémostase parfaite ; 2 injections de sérum, de 150 grammes, sont pratiquées. La malade guérit, mais fut un peu lente à surmonter le choc opératoire, et sortit 28 jours après l'opération.

Observation 2.945. — Mme G., âgée de 51 ans, entre à l'hôpital le 17 novembre 1897 ; depuis 3 ans, ses règles ont augmenté de fréquence et d'abondance ; elle est gênée pour uriner et aller à la selle ; elle s'anémie. Toutes ces atteintes à sa santé générale ont pour cause un fibrome développé aux dépens du col et du corps utérins.

L'hystérectomie abdominale pratiquée le 4 décembre permet d'enlever une tumeur fibreuse pesant 680 grammes : et la malade sortit guérie le 30 décembre.

Observation 2.965. — Mme P., âgée de 42 ans, vient consulter à l'hôpital le 1er décembre 1897 ; elle a un utérus volumineux ; on sent par le toucher vaginal une masse adhérente au col, qui est normal, mais regarde en avant ; l'hystérectomie abdominale totale permet d'extraire une tumeur encore mobile, incluse dans le petit bassin, et difficile à dégager des vaisseaux et des ligaments larges et ronds ; cette masse fibreuse pesait 1.560 grammes.

La malade sort guérie le 8 janvier 1898, et revient en bonne santé le 15 juillet de la même année.

Observation 3.138. — Mme S..., âgée de 44 ans, entre à l'hôpital Cochin ; elle n'a pas eu de métrorragies, bien qu'une grosse tumeur remplisse son abdomen ; de tous les côtés, on ne sent qu'elle ; c'est à peine si les anses grêles apparaissent en haut et à droite sous le foie.

Depuis 2 ans, elle a des phénomènes de compression rectale et vésicale qui augmentent de jour en jour ; même son estomac digère mal ; elle ne peut se nourrir, et est sujette à des nausées.

La laparotomie médiane conduit sur un fibrome du ligament large droit, envahissant col et corps utérins, englobant le méso-cœcum, et adhérant au rectum.

La tumeur se laisse décortiquer, et extraire non sans peine du petit bassin ; son volume est énorme ; on a peine à la soulever ; elle pèse 3100 gr.

La malade guérit, et rentre chez elle quarante jours après l'opération.

Observation 3.217. Mme L... entre à l'hôpital le 6 juin 1898 elle est âgée de 30 ans.

Elle a une tumeur abdominale lisse, développée aux dépens du col et du corps de l'utérus qui est en anté-version; cette tumeur est peu mobile, maintenue en place ainsi que l'utérus par des fausses membranes de pelvi-péritonite.

Le 18 juin, la laparotomie est pratiquée ; elle conduit sur un utérus gros comme une tête de fœtus de huit mois et demi, retenu par des brides de pelvi-péritonite et de salpingite parenchymateuse et des ovaires kystiques ; le tout pesait 1200 gr., la malade sort guérie le 11 juillet, et a été revue en 1900.

Observation 3.393. — Mme P..., est âgée de 51 ans, elle entre à l'hôpital le 19 octobre 1898, parce qu'elle a une tumeur abdominale.

C'est un fibrome du corps et du col, gros comme une tête de fœtus à terme, comprimant la vessie et le rectum depuis un an ; le col utérin est gros, tuméfié, et refoulé en avant.

Le 31 octobre on pratique l'hystérectomie abdominale totale ; la tumeur se laisse bien décortiquer de ses adhérences, on extirpe une tumeur volumineuse, pesant 1000 gr.

Le 23 novembre, la malade sort de l'hôpital parfaitement guérie, elle a été revue en octobre 1899 en parfait état de santé.

Observation 3.419. — Mme D., âgée de 40 ans, entre à l'hôpital le 2 octobre 1898.

Elle a un fibrome du col et du corps utérins ; il est arrondi et remonte jusqu'à 2 travers de doigt au-dessous de l'ombilic : il est peu mobile.

Le 4 octobre, on pratique la laparotomie ; on libère le fibrome de ses adhérences vésicales et rectales ; et on extrait une tumeur pesant 1.800 grammes.

Le 25 octobre la malade rentre chez elle parfaitement guérie ; elle a été revue en 1901 en bonne santé.

Observation 3.423. — Mme B.. âgée de 35 ans, entre à l'hôpital Cochin le 4 novembre 1898.

Elle souffre dans le ventre depuis 7 ou 8 ans; elle a des pertes abondantes; elle a été traitée sans succès par un médecin qui lui a fait cautérisation et électrothérapie, elle a des phénomènes de compression rectale et vésicale depuis 2 ou 3 mois; elle a un utérus gros, atteint de fibromatose polynucléaire, avec prolapsus utérin, et dégénérescence du col. Le 10 novembre, on lui fait l'hystérectomie abdominale totale; elle perd du sang pendant l'opération qui a été longue; on lui fait une injection de caféine, et une injection sous-cutanée de sérum de Hayem; elle sort guérie, et a été revue en bonne santé en juin 1900.

Observation 3.514. — Mme M , âgée de 38 ans, a consulté il y a 4 ans pour des leucorrhées qui guérirent rapidement, et auxquelles succédèrent des métrorragies.

En 1898, deux polypes utérins furent extirpés; la malade fut soulagée, mais bientôt les métrorragies revinrent, au point de l'affaiblir et de l'empêcher de faire aucun travail.

L'examen nous révèle un utérus augmenté de volume, en rétroversion; un col rempli de végétations muqueuses prêtes à devenir de petits polypes; un fibrome occupe le corps utérin.

Le 17 janvier 1899, l'hystérectomie abdominale totale est pratiquée; une tumeur fibreuse siégeant au fond de l'utérus est enlevée; l'hémostase est relativement facile.

La malade guérit rapidement et sortit le vingt-quatrième jour après son opération.

Observation 3573. — Mme B... a toujours été réglée régulièrement; mais depuis 3 ans, elle perd dans l'intervalle de ses règles, et a des phénomènes de compression rectaux et vésicaux.

Dès 1885, le docteur Labbé a fait le diagnostic de fibrome; mais la malade a reculé devant la pensée d'une intervention, et actuellement elle n'y a consenti qu'avec peine.

Un énorme fibrome de la paroi antérieure de l'utérus, remontant à mi-hauteur entre le pubis et l'ombilic, et occupant tout le petit bassin, tourmente la malade.

Pendant 15 jours, la malade suit un traitement médical pour reprendre les forces nécessaires pour supporter le choc opératoire.

Le 29 mars 1899, l'hystérectomie abdominale est pratiquée ; un gros fibrome multiloculaire est énucléé ; accompagné de fibromes muqueux interstitiels et sous-séreux.

La malade gagne la grippe le 4e jour après son opération, et fait une poussée de phlébite ; elle guérit rapidement de son opération, mais fut retenue 40 jours au lit par sa phlébite, et sortit guérie le 17 juin 1899.

Observation 3.713. — Mme B... eut un enfant à 20 ans, elle a 45 ans actuellement, et a toujours été bien portante ; mais depuis trois ans, elle s'aperçoit que son ventre grossit doucement, et qu'en même temps des varices sillonnent ses jambes ; depuis 3 mois, elle voit ses règles revenir tous les 15 jours.

Elle entre à l'hôpital ; elle a une tumeur fibreuse qui s'étend de la symphise du pubis à l'ombilic, envahissant le col et les culs de-sac, en un mot tout le petit bassin ; refoulant les anses de l'intestin, en causant de la compression rectale et vésicale.

Le 3 juin, la laparotomie médiane sous-ombilicale conduit sur des corps fibreux multiples sous-péritonéaux, et une masse fibreuse englobant l'utérus, col et corps. L'hystérectomie abdominale totale extirpe la tumeur utérine, et les tumeurs secondaires.

Le 28 juin, la malade sort parfaitement guérie.

Observation 3.736. — Mme L... entre à l'hôpital Cochin parce qu'elle est atteinte de fibrome sous-péritonéal ; jamais elle n'a eu d'hémorragies ou de troubles du tube digestif.

L'hystérectomie abdominale totale est pratiquée le 7 juin

1899, et permet d'extirper un fibrome de la paroi postérieure de l'utérus ; mais l'hémostase est particulièrement difficile à pratiquer ; on la fait par tranches, et on draine à la gaze iodoformée.

La tumeur, saignant à flots après l'extirpation, pèse 1550 gr. la paroi abdominale se ferme rapidement et la malade sort guérie le 6 juillet ; elle a été revue cette année en bonne santé.

Observation 3.749. — Mme D., âgée de 45 ans, entre à l'hôpital Cochin le 22 juin 1899. Elle a conscience de souffrir depuis 2 ans 1/2 ; ses douleurs ont débuté du côté gauche. s'irradiant à l'estomac et au thorax ; elle a subi pendant longtemps des lavages d'estomac : son abdomen ne présente rien d'anormal ; on circonscrit difficilement la tumeur : le toucher donne des renseignements plus précis ; on sent une masse coiffant le col utérin ; le toucher rectal confirme le diagnostic ; la tumeur est mobile.

Le 17 juin, la laparotomie médiane sous-ombilicale conduit sur un corps utérin fibromateux qui s'est développé uniquement aux dépens du col, et de la paroi postérieure ; la tumeur est extirpée par l'hystérectomie abdominale totale. La malade sort guérie le 13 juillet.

Observation 3.782. — Mme B., âgée de 32 ans, entre à l'hôpital le 26 juin 1899, parce qu'elle a une tumeur abdominale, et qu'elle a des pertes sanguines abondantes qui l'anémient ; elle n'a plus d'appétit et ses forces ont diminué.

La région hypogastrique est voussurée, et sillonnée par la circulation complémentaire ; on sent une tumeur, grosse comme la tête d'un fœtus à terme, très mobile, et l'utérus secrète un liquide très odorant.

Le 1er juillet, la laparotomie médiane sous-ombilicale conduit sur un fibrome en voie de sphacèle, lié à l'intestin par des brides de pelvipéritonite ; la masse fibreuse est molle comme de la gélatine en voie de désagrégation ; cette tumeur, pesant

1150 grammes, est extirpée par l'hystérectomie abdominale totale ; on draine l'abdomen, la réunion se fait vite et une cicatrice en parfait état ferme la paroi abdominale. La malade sort guérie le 22 juillet 1899.

Observation 3.889. — Mme K., âgée de 47 ans, entre à l'hôpital le 13 septembre 1899, parce qu'elle a une tumeur abdominale, dont elle souffrait depuis trois ans.

Elle a un fibrome volumineux envahissant col et corps utérins, et entouré de noyaux secondaires gros comme des mandarines ; les anses grêles sont refoulées en haut, la masse est encore mobile ; le col est petit et difficile à atteindre : les accidents de compression vésicale datent d'un an, et ceux de compression rectale, malgré le volume de la tumeur, ne datent que de six mois.

Le 30 septembre, on pratique la laparotomie, et on fait une hystérectomie abdominale totale ; le douzième jour, la malade est en pleine convalescence, et elle sort de l'hôpital parfaitement guérie le 23 octobre ; elle a été revue en bonne santé en mai 1901.

La tumeur fibreuse pesait 1.253 grammes.

Observation 4.529. — Mme F. est malade depuis l'âge de 34 ans ; elle a actuellement 38 ans.

De 12 ans à 34 ans, ses règles reviennent périodiquement et durent 4 ou 5 jours ; de 34 ans à 38 ans, les règles reviennent plus souvent, durent 8, 10 et même 12 jours, et affaiblissent la malade ; entre ses règles, elle a des leucorrées abondantes, souffre de compression rectale et vésicale, et ne peut rester plus de dix minutes sans uriner

Elle suit un traitement médical du jour de son entrée, 26 octobre 1900, jusqu'au 15 novembre, jour où chez cette malade est pratiquée l'hystérectomie abdominale totale ; la masse fibreuse est entourée de nombreux sinus veineux qui sont liés préventivement.

La malade subissait la dégénérescence œdémateuse, envahissant col et corps utérin ; la masse pesait 1.550 grammes.

La malade ne fit aucune élévation de température, mais fit une petite poussée de phlébite qui dura 15 jours.

Elle sortit parfaitement guérie le 28 décembre.

Mme Br., âgée de 43 ans, souffre depuis 1880 d'une métrite. En 1883, elle accoucha, et se fit une rupture du périnée que deux tentatives de suture ne purent réunir ; depuis la malade eut souvent de l'incontinence des gaz et des matières.

En 1890, vers février elle se décide à consulter ; à ce moment elle avait un fibrome volumineux, encore mobile, remontant à deux travers de doigt au-dessous de l'ombilic.

Malgré les troubles intestinaux et vésicaux elle refuse l'intervention et suit un traitement médical.

Mais 15 mois après, elle revient consulter ; les troubles vésicaux et intestinaux avaient augmenté ; le fibrome avait grossi et remontait jusqu'à l'ombilic ; il était moins mobile.

Le 4 mai, on pratique la laparotomie sous-ombilicale; on extrait une grosse tumeur avec tout l'utérus, et les annexes : Les 3 jours qui suivirent, la malade fit de l'amnésie ; elle eut peut-être une colique néphrétique, elle eut aussi des nausées et des vomissements qui disparurent dès que la malade émit de l'urine.

Elle guérit parfaitement, mais elle a des névralgies au moment où devraient venir ses règles.

Mme C... souffrait depuis des années de constipation opiniâtre ; elle consulta son médecin qui, après avoir essayé les agents thérapeutiques, l'envoya faire une saison à Châtel-Guyon.

C'est une femme forte, sans enfants, bien portante et toujours bien réglée jusqu'à maintenant. A 51 ans, elle souffre depuis quelques années de douleurs de ventre et s'est un peu anémiée.

Les troubles digestifs et intestinaux dont souffrait cette dame étaient dus à la compression intestinale causée par le fibrome qui descendait et remplissait le petit bassin et remontait jusqu'à l'ombilic. Toutefois le col restait encore bien limité et toute la masse demeurait encore mobile,

Le 16 mai 1900, l'hystérectomie abdominale totale est pratiquée et un gros fibrome sous-péritonéal avec adhérences épiploïques est enlevé, ainsi qu'une salpingite parenchymateuse de la trompe gauche; la réunion par première intention est pratiquée immédiatement.

La malade guérit parfaitement et a été revue en bonne santé.

La tumeur fibreuse pesait 1360 grammes.

Mlle C... a été bien réglée de 15 ans à 26 ans. De 26 à 33 ans ses règles augmentèrent peu à peu et durent 10 à 12 jours, l'anémiant et l'affaiblissant : elle est très constipée et urine souvent.

Son ventre très volumineux ferait croire à une grossesse de 6 mois; un fibrome occupe le corps et le col utérin, remplissant tout le petit bassin.

Le 8 avril 1899, l'hystérectomie abdominale est pratiquée, elle permet d'extraire un fibrome pesant 3 kil. 200 gr. ; utérus, col et fibrome ne peuvent être délimités tant la masse a dégénéré ; la malade guérit rapidement et rentre 28 jours après l'opération à son domicile.

Mme D. L. F. est âgée de 44 ans ; elle a un gros fibrome remontant jusqu'à l'ombilic et occupant les flancs droit et gauche ; il grossit peu à peu et la tourmente depuis 3 ans. Elle a de fréquentes métrorragies qui l'anémient profondément; elle souffre de la compression rectale et vésicale que lui cause la tumeur.

Le 6 juillet 1898, la laparotomie médiane conduit sur l'utérus fibromateux ; on rompt les adhérences aux anses grêles, au col en descendant et au rectum ; mais les adhérences vésicales sont si intimes qu'on ne peut presque pas délimiter la paroi de la tumeur et la paroi de la vessie ; enfin, par dissection fine, on sépare les deux parois et on referme la paroi abdominale en drainant par le vagin.

Le 13 juillet l'examen cystoscopique révèle une fistule vésico-vaginale que l'on ferme ; la malade contient son urine jusqu'au 9 septembre ; le 27 septembre on ferme la fistule qui ne laisse qu'un petit orifice ; il est fermé le 4 novembre 1898, se refait bientôt et la malade a été revue le 13 juillet 1900 ayant encore sa fistule qui permet le passage d'une bougie n° 6.

Mme H... est âgée de 45 ans, elle a été toujours bien réglée depuis l'âge de 17 ans.

Elle eut trois enfants et fit deux fausse couches.

En décembre 1897, elle aperçoit que son ventre grossit et que les règles sont plus abondantes, elle fit un traitement médical, qui d'ailleurs ne produisit aucun effet ; fatiguée de souffrir elle vint consulter, et se décida à l'opération.

Elle avait un gros fibrome remontant jusqu'à l'appendice xiphoïde et envahissant le petit bassin.

Le 23 novembre 1898, l'hystérectomie abdominale totale est pratiquée et permet d'enlever la tumeur, les annexes ; col et corps utérins ne peuvent se reconnaître, tant est grosse la tumeur : 3 kilogrammes. 28 jours après l'opération, la malade rentrait chez elle parfaitement guérie.

Mme M... est âgée de 43 ans. Depuis 7 ans elle a un fibrome utérin ; à la première inspection le fibrome utérin était gros comme une orange et très mobile et causait déjà des métrorragies.

Elle essaya tous les traitements médicaux et même des saisons à Salies de Béarn qui ne lui procurèrent aucune amélioration.

Cinq ans après le début, elle fit une poussée de pelvi-péritonite (1896). En juin 1898, elle eut une nouvelle poussée de pelvi-péritonite et des métrorragies presque constantes jusqu'en novembre 1898, où elle se décide à se faire opérer.

La tumeur fibromateuse occupe le petit bassin depuis la symphyse pubienne jusqu'à l'ombilic ; la paroi abdominale dure, répond à la tumeur immobile. on sent des adhérences nombreuses.

La laparotomie conduit sur une masse immobile fixée aux anses grêles et au colon impossible à enlever, sans faire de graves dégâts ; on lie les utéro-ovariennes et la malade guérit conservant son fibrome.

Mme S..., à l'examen, présente une tumeur volumineuse qui a l'apparence d'un kyste de l'ovaire gauche ; elle a eu des métrorragies au moment de ses règles ; elle a des phénomènes de compression rectale et vésicale ; on ne sent aucune tumeur dans les culs-de-sac.

Pendant le début de la chloroformisation. sous les efforts de vomissements, la malade rompt le kyste. Aussitôt, on pratique la laparotomie qui conduit sur un kyste à paroi épaisse ; telle serait la poche d'un kyste hydatique ; mais au fond de la poche, au milieu de noyaux gélatineux, apparaissent de petits fibromes interstitiels, situés sur le corps et le col utérins, que des adhérences de péritonite chronique fixent aux anses grêles.

L'hystérectomie abdominale totale est pratiquée ; la paroi abdominale est réunie en laissant un orifice pour drainer ; et 25 jours après, la malade était guérie.

Examinons maintenant les observations des quelques malades qui ont succombé, ce sont des malades qui avaient attendu trop longtemps ; qui, affaiblies et anémiées, demandaient à tout prix de sortir de la mauvaise situation dans laquelle elles se trouvaient ; elles étaient vouées, pour la plupart, à la mort dans un bref délai : l'espoir seul de les sauver fit tenter l'opération, et leur mort, sauf dans trois cas, n'est pas imputable à l'intervention.

Nous citerons même l'observation d'une dame qui, après avoir hésité et reculé devant l'opération, meurt des accidents consécutifs à la fibromatose, sans avoir été opérée ; nous avons rencontré des malades qui arrivant à la limite, durent subir un traitement médical réconfortant pour être en état de supporter le choc opératoire.

Elles eurent comme nous l'avons vu plus de chance et guérirent ; cette dernière malade nous montre qu'il ne faut pas hésiter à intervenir dès qu'apparaissent les premiers symptômes de compression, et ne pas perdre un temps utile en essayant vainement un traitement médical.

Mme S..., est âgée de 50 ans ; elle a déjà consulté il y a 2 ans sur son état ; elle avait un fibrome encore mobile, mais remontant jusqu'à l'ombilic, et envahissant le petit bassin ; produisant des compressions rectales, vésicales, et même intestinales.

Elle a des métrorragies, qui l'affaiblissent et l'anémient. Du purpura hémorragique couvre tout le corps. Elle suivit un traitement médical impuissant.

Elle eut 2 métrorragies si violentes qu'on eut recours aux tamponnements vaginaux.

Elle veut absolument se faire opérer. M. Bouilly appelé en consultation par M. Schwartz qui voulait temporiser pour rétablir médicalement la malade et la mettre en état de supporter le choc opératoire, conseille lui aussi d'attendre.

2 jours après, la malade est prise d'accident d'asystolie, et meurt d'accident cardio-pulmonaire.

Viennent ensuite deux malades qui arrivent à l'hôpital épuisées par la fibromatose, qui ont de graves accidents de compression, qui souffrent et peuvent à peine se tenir debout ; des métrorragies les affaiblissent ; la compression rectale et intestinale leur cause des troubles digestifs tels qu'elles ne peuvent se nourrir et font de la dénutrition.

Elles meurent de syncope sans avoir jamais présenté de température ; à l'autopsie le péritoine ne présentait pas de trace d'infection.

Observation 3.681. — Mme Bl., âgée de 46 ans, entre à l'hôpital Cochin parce qu'elle a un gros fibrome de l'utérus, qui fait proéminer son ventre ; elle paraît enceinte de 8 mois ; la masse est encore un peu mobile, mais remonte à 2 travers de doigt au-dessus de l'ombilic ; elle remplit le petit bassin.

La malade a depuis 3 mois, des phénomènes de compression rectale et vésicale et des métrorragies abondantes.

Le 1er mai, l'hystérectomie abdominale totale permet d'énucléer un gros fibrome adhérent au rectum et à la cloison recta-vaginale ; l'opération est longue ; la malade perd du sang ; l'hémostase est difficile, et ce n'est que péniblement qu'on parvient à la faire complète. La malade se réveille ; on lui fait du sérum intra-veineux ; malgré la caféine et l'éther, le pouls reste misérable, et la malade meurt dans une syncope le 4 mai 1899.

Observation 3.945. — Jeanne B..., âgée de 47 ans, célibataire sans profession, entre le 19 octobre 1899 à l'hôpital, parce qu'elle a une tumeur abdominale. C'est un gros fibrome remontant à deux travers de doigt au-dessus de l'ombilic, et à trois travers de doigt des épines iliaques antérieure et supérieure ; sur les côtés, on sent des noyaux secondaires qui roulent sous le doigt. Le toucher vaginal montre que la tumeur est développée aux dépens de la partie postérieure du cul-de-sac droit ; et celui-ci est rempli par une autre masse qui dévie l'utérus à gauche.

Les deux trompes et les ovaires sont gros et douloureux ; la masse est mobile à la partie supérieure et immobile à la partie inférieure ; les anses intestinales sont refoulées en haut.

Les premiers symptômes datent de dix ans, et les phénomènes de compression vésicaux et rectaux datent de quatre ans, elle a eu depuis six ans des phénomènes de pelvi-péritonite se répétant tous les ans ; elle a essayé l'électrothérapie qui n'a produit aucun effet ; elle a, à son entrée à l'hôpital, une phlébite qui date de 20 jours, et une psoitis qui date de cinq semaines ; elle est retenue au lit depuis trois mois, et supplie qu'on l'opère, car la vie lui est impossible.

Le 28 octobre, la laparotomie médiane sous ombilicale et sus ombilicale est pratiquée ; la vessie, quoi qu'absolument vide, remonte à quatre travers de doigt au dessus du pubis, et s'aplatit en forme d'un sac vide ; elle adhère à la tumeur ; on la libère, et on trouve une grosse masse fibreuse entourée d'une dizaine de petits fibromes englobant le ligament large, la trompe gauche, le méso-colon et le méso-rectum.

On essaye de rompre les adhérences ; des salpingites anciennes, et la psoitis ont causé par leur inflammation des fausses membranes de pelvi-péritonite, qui contiennent du pus enkysté, et celui-ci malgré les précautions, fuit dans le péritoine.

Pour libérer la tumeur, il faut inciser le méso-colon et le méso-rectum ; et avec peine, on extrait la tumeur pesant 1853 grammes ; on termine la laparotomie qui a été longue ; malgré toutes les précautions, la malade a perdu du sang ; on la réchauffe ; on lui fait une injection intra-veineuse de sérum, une injection d'éther, et de caféine ; elle fait des menaces de syncope cardiaque; elle passe le jour de l'opération et le lendemain sans présentsr de température, mais son pouls est misérable et faible ; et elle meurt dans une syncope à 5 heures du soir.

En décembre 1897, et en mars 1899, des épidémies éclatèrent dans le service, beaucoup de malades, hommes et femmes, furent atteints ; en 1897 la maladie avait été apportée par un malade qui venait d'un service de médecine où il avait été reçu bien qu'ayant une affection chirurgicale ; les malades récemment opérées furent particulièrement touchées, elles firent des bronchites et congestions pulmonaires assez graves, une malade mourut : comme nous l'avons vu d'autres eurent des phlébites.

En 1899, les mêmes accidents recommencèrent et nous ravirent aussi une malade, compromettant la vie de beaucoup d'autres qui purent échapper et guérirent.

Observation 2908. — Mme C. entre à l'hôpital parce qu'elle a un fibrome utérin remplissant le petit bassin et remontant à deux travers de doigt au-dessous de l'ombilic ; la tumeur est encore mobile.

Le 4 décembre 1897, l'hystérectomie abdominale totale est pratiquée ; on trouve un pyo-salpinx et des adhérences de pelvi-péritonite que l'on rompt ; l'intestin saigne un peu ; on tamponne, et on parvient à tout assécher.

Le 9 décembre, la malade meurt de pneumonie à la base.

Observation. 3620. — Mme W... a 47 ans ; elle a été bien portante jusqu'à ces dernières années, mais depuis 3 ans tout est changé ; ses règles sont plus abondantes et lui laissent à peine huit jours de repos ; elle s'affaiblit, s'anémie, et se tourmente beaucoup de voir son ventre augmenter de volume ; elle a contracté la bacillose pulmonaire qui infiltre le sommet droit.

Un fibrome utérin développé aux dépens de la corne gauche et envahissant le col utérin, a causé tous ces désordres.

L'hystérectomie abdominale totale est tentée le 25 mars 1899 ; l'opération a une marche normale ; les annexes sont augmentées de volume ; on fait l'ablation des annexes droites, et à gauche on lie les vaisseaux de la trompe, et on enlève l'ovaire.

L'anesthésie à l'éther est mal supportée ; les adhérences qui unissent la tumeur aux anses grêles ne peuvent être rompues ; la malade vomit, et on maintient à grand'peine l'intestin, ce qui oblige à refermer la paroi sans faire la cure radicale.

Le 26 mars, la malade contracte une broncho-pneumonie, et elle meurt le 31 mars ; le péritoine n'avait à l'autopsie aucune trace de péritonite.

Nous présentons l'observation de deux malades qui firent toutes deux, dans les jours qui suivirent l'opération, de la paralysie intestinale.

Pour une des deux malades, on fit un anus iliaque ; on triompha de la paralysie et la malade en guérit ; elle succomba, hélas ! quatre mois après l'opération, d'une broncho-pneumonie ; l'autre, moins heureuse ne put vaincre les accidents de la stercoemie et succomba le 7e jour aux suites de sa paralysie par le fait même de la paralysie.

Plusieurs chirurgiens affirment que ces accidents sont dus à l'infection !

Observation 3601. — Mme L. G... entre à l'hôpital le 10 mars 1899 ; elle a une tumeur mobile avec l'utérus, mais nettement pédiculée ; c'est un fibrome à noyaux multiples, sous-péritonéaux.

Le 18 mars, la laparotomie nous conduit sur un utérus volumineux, avec fibromes multiples, envahissant le col ; le tout est enlevé par l'hystérectomie abdominale.

Le 19 mars, la malade a une température de 37°6 ; elle est inquiète, le 20 mars le ventre se ballonne ; le pouls est irrégulier ; le 21 mars, elle présente tous les signes de l'obstruction intestinale ; la température reste au voisinage de 37 ; elle demeure dans le même état.

Le 23 mars, on lui fait un anus iliaque ; l'obstruction intestinale passe ; la malade rend des matières par son anus iliaque ; du 21 au 25, on fait chaque jour à la malade une injection d'un centimètre cube de caféine et de 500 grammes de sérum artificiel, elle a en permanence de la glace sur le ventre.

Depuis le 27 mars, la malade entre dans une phase de mieux, elle va régulièrement à la selle par son anus iliaque ; la partie inférieure de son intestin est toujours paralysée.

Le 6 avril on avive la muqueuse intestinale pour fermer l'anus.

Le 1er mai l'état général est bon ; l'anus tend à se cicatriser ; la malade va à la selle par le rectum.

Le 7 mai, il s'écoule du pus autour de l'anus iliaque ; les 8 et 9 mai, la température monte à 38,5 et 39,2 ; il s'écoule en abondance du pus, et le 10, la température est de 37°. Jusqu'au 17 mai, la plaie laisse couler beaucoup de liquide ; le 24 mai, tout rentre dans l'ordre ; mais elle a la diarrhée.

Le 8 juin, on incise le tour de l'anus iliaque ; la suppuration n'a été que superficielle : il n'y a que de la péritonite locale ; la malade fait des accidents d'urémie et d'anurie, et ce n'est que le 16 juin qu'elle sort de tous ses accidents.

Le 24 juin, elle refait de la suppuration superficielle ; elle en guérit le 20 juillet, après avoir refait des accidents d'urémie et d'insuffisance rénale ; elle devait aller en convalescence, quand, le 2 août, elle contracta une broncho-pneumonie, et mourut le 13, en faisant une deuxième rechute ; elle avait les poumons complètement frappés d'hépatisation rouge aux sommets, et grise aux bases.

Elle n'avait pas trace d'infection péritonéale.

Mme Gr... est âgée de 50 ans, elle souffre d'un fibrome qui va de l'ombilic jusqu'à la symphise, lui causant de la compression rectale et vésicale. Elle est emphysémateuse et son myocarde paraît en mauvais état.

Mais sur son insistance à se faire opérer, ses métrorragies fréquentes et les troubles gastriques mettant ses jours en danger, l'opération est décidée.

Le 12 mars 1897, l'hystérectomie abdominale totale est pratiquée au prix de grandes difficultés opératoires et de chloroformisation; la paroi abdominale recouverte d'un épais pannicule adipeux se laisse difficilement fermer.

Les 4 jours qui suivirent l'opération se passèrent parfaitement mais à partir du 5e et 6e elle fit de l'obstruction intestinale. qu'aucun purgatif ne put vaincre, le météorisme abdominal s'accentua, le pouls devint petit et filiforme et la malade succomba dans la nuit du sixième au septième jour.

Nous terminons par l'histoire de la malade qui meurt 5 jours après l'opération. Les germes infectieux avaient été apportés depuis longtemps dans sa cavité péritonéale, y avaient causé des accidents répétés de pelvi-péritonite, et forçaient à pratiquer une intervention au milieu de germes septiques.

Observation 3978. — Mme H... entre à l'hôpital parce qu'elle a des douleurs violentes abdominales, elle a eu une salpingite double dans le passé ; actuellement elle a un fibrome de petit volume qui lui cause des métrorragies abondantes.

L'examen nous révèle l'existence d'un fibrome fixé par des brides de pelvi-péritonite.

L'hystérectomie abdominale totale est lente et pénible à faire; il faut rompre les adhérences en respectant les pyo-salpinx, mais on opère dans un milieu profondément infecté ; la paroi abdominale est refermée en laissant un orifice pour drainer.

60 heures après l'opération, le malade fait des accidents infectieux abdominaux et pulmonaires. Elle meurt cinq jours après l'opération.

Dans les huit observations que nous venons de citer trois morts sont imputables à l'opération. Toutefois nous nous permettons une réflexion, car les accidents d'obstruction par paralysie frappant un intestin longtemps comprimé, qui brusquement se trouve soulagé du poids de la tumeur qui l'accablait, arrivent même chez les femmes qui ne sont pas opérées; dans des services d'accouchement, on voit quelquefois des femmes qui, dans leurs suites de couches, font de la paralysie intestinale sans être infectées.

Trois morts, dont l'une avant l'opération, et les deux autres après, étant causées par des syncopes et accidents cardiopathiques, relèvent des accidents de la fibromatose et non de l'opération.

Quant aux accidents grippaux, ils ont causé la mort d'autres malades qui n'avaient pas été opérées; il serait donc injuste d'accuser l'intervention.

Sur 33 opérations, l'hystérectomie abdominale totale nous a donné 26 guérisons et 7 morts, dont trois seulement sont dues à l'hystérectomie; les autres sont dues à des causes étrangères. Ce résultat nous donne une mortalité de 12 pour 100, ce que nous ne retrouverons pas dans l'hystérectomie supra-vaginale, que nous allons étudier au chapitre suivant.

De l'hystérectomie abdominale supra-vaginale

L'hystérectomie supra-vaginale est la plus usitée de toutes les opérations de cure radicale de fibrome. Depuis 1897, la plupart des chirurgiens la considèrent comme la méthode de choix, et ils y recourent de parti pris toutes les fois qu'il s'agit de tumeurs multiples, de tumeurs interstitielles uniques, mais trop volumineuses pour que l'énucléation permette de conserver un utérus utile.

Les élèves de Schrœder, désireux de perfectionner les procédes de leur maître ainsi que ceux de Hoffmeier et de Cholak, imaginèrent l'opération et la perfectionnèrent au point où elle est aujourd'hui, supprimant l'hémostase préventive et faisant des ligatures directes.

On couche la malade sur la table d'opération ; on la met dans la position de Trendelenburg, c'est-à-dire la tête inclinée et plus basse que le bassin : Toutes les anses grêles quittent le petit bassin pour monter dans la grande cavité ; le petit bassin ne contient plus que les organes génitaux, utérus, ovaires, trompes.

Le chirurgien se place à gauche de l'opérée, son aide en face de lui ; il fait une incision de la ligne blanche entre les muscles grands droits, au-dessous de l'ombilic, à 2 travers de doigt au-dessus du pubis, c'est-à-dire au-dessus de la vessie ; il incise le péritoine, refoule à l'aide d'une compresse montée et à demeure l'epiploon et la masse grêle. Un deuxième aide placé entre les jambes tient un écarteur derrière lequel est la vessie qu'il attire à lui ; le chirurgien a devant lui l'utérus, la tumeur et les annexes, dont il rompt et libère les adhérences.

Le chirurgien commence alors la véritable opération: il recherche l'ovaire gauche, fait saillir le ligament infundibulo-pelvien qu'il traverse avec une aiguille mousse au-dessous de l'utéro-ovarienne, passe un fil qui étreint l'artère et le bord supérieur du ligament, place sur ce ligament plus en dedans une pince, et sectionne entre la pince et la ligature.

Saisissant ensuite le ligament rond, il le sectionne entre la pince et la ligature, et réunit les deux sections par une incision transversale intéressant le seul feuillet antérieur du ligament large, incision qu'il prolonge à 2 centimètres au-dessus de la bande vésico-utérine sur la face antérieure de l'utérus jusqu'au ligament rond du côté droit qui bientôt va être sectionné entre une pince et une ligature.

Avec le doigt recouvert de la compresse de gaze, ou avec un instrument mousse, il refoule le feuillet antérieur du ligament large et la vessie, qu'il décolle jusqu'au cul-de-sac vaginal antérieur.

Le ligament large du côté gauche se trouve largement ouvert par le débridement précédent, la face antérieure de l'utérus est dégagée et la vessie demeure refoulée sous la symphyse du pubis par la valve.

L'utérus est alors attiré par l'aide à droite, le ligament large gauche s'entr'ouve, le chirurgien y pénétrant le dissocie, et avec le doigt va atteindre bientôt le bord gauche de l'utérus, et le longe jusqu'au col ; il sent du doigt et aperçoit les sinuosités de l'artère utérine qui pénètre dans le col : cette dernière artère mise à jour par dissection est pincée ou liée directement, au choix de l'opérateur, en toute sécurité ; il n'a pas à craindre l'hémorragie : l'hémostase est terminée à gauche, veines et artères sont liées.

Il attaque le col utérin, qu'il sectionne au ras des culs-de-sac vaginaux, de façon à former avec les lambeaux un cône ; le second aide, qui attire toujours sans déployer de force mais d'une façon soutenue la vessie, la maintient en toute sécurité derrière sa valve.

Par la section du col, l'utérus attiré fortement à droite par le premier aide se renverse de ce côté, et découvre l'artère utérine droite et ses veines ; l'utérus alors se laisse entraîner à droite par un mouvement de déroulement ; la trompe et l'ovaire droits, dont il ne reste plus qu'à lier les pédicules vasculaires, et le ligament infundibulo-pelvien, suivent.

L'hémostase est complétée d'emblée, la cavité cervicale ouverte est cautérisée et oblitérée par la suture, puis la large plaie péritonéale, qui part d'un côté du bassin et va jusqu'à l'autre, est suturée au-dessus du moignon cervical, qu'elle recouvre, et dont elle fait un organe extra-péritonéal ; les pédicules vasculaires, déjà liés eux aussi, sont recouverts par la suture des lèvres péritonéales.

Notre maître réunit rarement par première intention les parois abdominales ; il draine le plus souvent, et s'il voit sourdre de la sérosité, il l'évacue par une pression exercée sur la paroi abdominale ; il préfère faire sortir ce liquide à l'aide d'une sonde introduite dans le drain, l'ajuste à l'appareil Potain, et aspire ainsi tout le liquide.

Ce procédé s'applique aisément à tous les cas, mais ses avantages apparaissent surtout quand on est en présence de tumeurs incluses dans le ligament large.

Le ligament large sain est attaqué le premier, et après la section transversale du col on décortique, sans aucune peine, de bas en haut la tumeur ligamenteuse tout en renversant l'utérus libéré : l'artère utéro-ovarienne du côté sain, les deux artères utérines, et les deux artères des ligaments ronds, sont liées; on n'a pas crainte d'hémorragie.

Cette opération, comme nous venons de le voir, est le perfectionnement de l'hystérectomie abdominale totale, et ne nécessite pas, comme par le passé, le dégagement préalable du col, pour placer autour de lui un lien qui va faire l'hémostase provisoire pendant que le chirurgien sectionne au bistouri ou au thermo-cautère, et un second temps pour lier définitivement les vaisseaux et le pédicule.

Nous avons fait le minimum de manœuvres intra-péritonéales ; nous avons une hémostase parfaite et nous n'avons pas été alternativement dans la cavité abdominale et dans la cavité vaginale comme dans l'hystérectomie abdominale totale ; nous avons fait une opération plus parfaitement aseptique. Aussi avons-nous des résultats très satisfaisants, mais nous ne pouvons appliquer cette méthode que quand le col utérin n'a pas subi la dégénérescence fibromateuse et peut être pédiculisé.

De janvier 1897 à juillet 1901, notre maître pratiqua dix-neuf fois l'hystérectomie abdominale supra-vaginale, quinze fois à l'hôpital et quatre fois en ville ; dix-neuf fois ses efforts furent couronnés de succès ; les malades guérirent dans un laps de temps variant entre 26 et 28 jours, et retournèrent chez elles avec une bonne paroi abdominale.

Des dix-neuf opérées dont les observations vont suivre : douze ont été revues cinq, six mois, un an, après leur opération, en parfaite santé.

Toutes ces malades opérées n'étaient pas dans les mêmes conditions opératoires d'état général : les unes en parfaite santé, les autres épuisées par les métrorragies de la fibromatose. Nous avons vu enlever des fibromes du corps aussi volumineux que ceux des hystérectomies abdominales totales.

Mais grâce à la supériorité de l'hystérectomie supra-vaginale par son procédé opératoire et par la simplification des manœuvres, nous avons une mortalité nulle et les observations nous fournissent une statistique de 100 guérisons pour 100 opérations.

Observation 3953. — Mme G..., âgée de 45 ans, mariée, sans enfants ; n'a pas fait d'avortement : elle entre à l'hôpital Cochin le 23 octobre 1899 parce qu'elle est inquiète de voir ses règles se prolonger et avancer chaque mois de trois à cinq jours.

La palpation nous révèle une masse dure remplissant en partie le petit bassin, montant dans le grand et refoulant l'intestin. Cette tumeur est un fibrome ; le toucher complète l'examen ; les culs-de-sac vaginaux droit, gauche et postérieur sont envahis par la tumeur qui comprime la vessie et le rectum depuis deux mois ; la malade accuse des phénomènes de compression.

26 octobre : Par hystérectomie abdominale supra-vaginale, on extrait un utérus fibromateux avec noyaux entre les cornes et noyaux dans la cavité cervicale, le tout pesant 852 gr.

23 jours après la malade quitte l'hôpital parfaitement guérie et a été revue depuis trois fois.

Observation 3975. — Mme F..., âgée de 43 ans, a eu 3 accouchements normaux. 4 jours environ après chaque accouchement elle retournait travailler aux champs.

Il y a dix ans elle alla consulter un médecin pour des métrorragies ; celui-ci, après un examen approfondi, diagnostiqua une métrorragie causée par un fibrome ; la malade rentra chez elle et ne s'occupa plus de ses métrorragies jusqu'en juillet 1899 où elle alla consulter son médecin parce qu'elle avait de fréquents embarras gastriques, de la constipation et des envies fréquentes d'uriner. Ce dernier conseilla à la malade de se faire opérer, et cette dernière, après bien des hésitations, vint à l'hôpital.

Elle a l'abdomen volumineux, rempli par la tumeur qui, partant du pubis, remonte jusqu'à l'ombilic ; elle demeure mobile et donne la sensation d'un kyste de l'ovaire dont la cavité n'est pas remplie ; le col petit, conique, se délimite parfaitement.

Le 11 novembre, la laparotomie conduit sur un fibrome œdémateux sous-péritonéal que l'hystérectomie supra-vaginale permet d'enlever. La paroi abdominale est refermée en un temps et la malade guérit et sortit 20 jours après de l'hôpital.

Observation 4128. — Mme B..., âgée de 43 ans, a toujours été réglée irrégulièrement ; ses règles duraient trois ou quatre jours jusqu'à il y a un an où elles devinrent plus fréquentes et plus abondantes. Depuis janvier 1900, elle a des métrorragies presque constantes et des phénomènes de compression rectale et vésicale.

La palpation nous permet de reconnaître une tumeur arrondie mobile située dans la région sous-ombilicale, attenante au corps utérin encore mobile, mais n'ayant pas encore envahi la région vésicale.

Le 6 mars 1900, l'hystérectomie supra-vaginale permet d'enlever une tumeur qui pèse 1700 grammes ; la réunion de la paroi abdominale se fait en un temps et la malade guérit parfaitement.

Elle a été revue en bonne santé un an après son opération.

Observation 1215. — Mme B..., âgée de 45 ans, mariée, a eu trois enfants ; elle souffre depuis 7 ans de douleurs abdominales occasionnées par une tumeur située dans la région sous-ombilicale ; jamais elle n'a eu de pertes ou modifications de ses règles ni même de troubles gastriques. Elle eut seulement quelques besoins impérieux d'uriner.

Cette malade est atteinte de fibromatose du corps utérin ; le corps est sain et nettement délimité ; la tumeur demeure mobile.

Le 1er juin 1901, la laparotomie conduit sur un fibrome interstitiel qui est énucléé par l'hystérectomie supra-vaginale, et la malade guérit ; elle a été revue en bonne santé,

Observation 4.220. — Mme R., âgée de 43 ans, entre à l'hôpital Cochin parce qu'elle a des troubles de la menstruation, des douleurs abdominales violentes, des troubles vésicaux et une constipation opiniâtre que rien ne peut vaincre.

Ces troubles sont causés par un fibrome qui occupe presque tout l'abdomen jusqu'à l'ombilic ; il a envahi le corps utérin, il a dévié le col utérin sans l'atteindre.

Le 8 juin 1900, la laparotomie conduit sur un énorme fibrome interstitiel qui comble le petit bassin, refoulant vers le haut les anses grêles, dont l'ablation est pratiquée par l'hystérectomie abdominale supra-vaginale ; la paroi abdominale est réunie en un temps.

La malade guérit et a été revue en bonne santé le 18 mars 1901.

Observation 4.510. — Mme D. est âgée de 38 ans ; elle a été bien portante jusqu'à il y a deux ans, moment où elle remarqua des troubles à ses époques menstruelles.

Ses règles devinrent plus fréquentes et plus abondantes, et elle s'aperçut en même temps qu'elle avait une tumeur dans la région sus-pubienne. Elle a éprouvé des troubles gastriques ; elle digère mal, et va difficilement à la selle, elle urine souvent.

C'est un fibrome développé aux dépens du corps utérin, mais n'ayant pas encore envahi le col, qui est la cause de ces malaises.

Le 18 octobre 1900, l'hystérectomie abdominale supra-vaginale est pratiquée, et permet d'extraire un fibrome pesant 3 kilogrammes. Le douzième jour après l'opération, la malade fit une phlébite variqueuse dont elle guérit après l'immobilisation dans un appareil ouaté ; jamais elle n'a eu de température.

Le 15 décembre, elle rentre chez elle, guérie de son fibrome et de sa phlébite.

Observation 4.634. — Mme W. a 49 ans ; elle a été toujours bien portante ; jamais elle n'a eu de troubles menstruels ; ses règles duraient 3 ou 4 jours, et jamais elle n'eut de métrorragies, même légères. Elle s'aperçut seulement, il y a un an, qu'elle avait une tumeur dans la région sus-pubienne ; cette tumeur était un fibrome occupant le corps utérin et respectant le col.

L'hystérectomie abdominale supra-vaginale permet d'enlever le fibrome du corps utérin sous-péritonéal.

La malade guérit, et a été revue en bonne santé en juillet 1901.

Observation 4.730. — Mme R..., âgée de 42 ans, entre à l'hôpital Cochin parce qu'elle a une tumeur abdominale ; c'est un fibrome volumineux situé dans la région sous-ombilicale et s'étendant du pubis à l'ombilic ; la tumeur est encore mobile et nettement située dans le corps utérin, refoulant le col derrière la symphyse ; la masse descend dans le petit bassin ; elle a des métrorragies assez fréquentes, de la compression rectale et vésicale ; l'état général paraît encore bon.

L'hystérectomie supra-vaginale est pratiquée ; les annexes sont volumineuses, surtout à droite ; et malgré la ligature atrophiante pratiquée 7 ans auparavant, la tumeur avait grossi et la malade avait été peu soulagée, l'hystérectomie supra-vaginale lui procura la guérison ; et la malade a été revue en bonne santé.

La tumeur pesait 3990 gr.

Observation 4.734. — Mme H.., est âgée de 43 ans ; à 23 ans, à la suite de couche, elle consulta un médecin qui fit le diagnostic de prolapsus utérin.

Les règles, à partir de ce moment, furent un peu plus abondantes ; jusqu'en novembre 1900, elle ne s'inquiéta pas de cet état, mais à partir de cette époque elle fut prise de métrorragies abondantes, accompagnées de douleurs abdominales, de ténesme vésical et rectal et souvent même de lochies fétides.

A l'examen, on ne perçoit rien à travers la paroi abdominale, mais le toucher conduit sur une masse occupant les culs-de-sac latéraux et postérieurs ; l'utérus est mobile, mais basculé en arrière ; la tumeur est dans l'excavation pelvienne.

Le 12 mars 1901, l'hystérectomie abdominale supra-vaginale permet d'enlever tumeur, utérus, et annexes avec un double hydro-salpinx.

La malade guérit, et rentra chez elle le 4 avril 1901.

Observation 4.952. — Mme C... a été prise il y a 20 mois d'une crise douloureuse suivie d'une hémorragie ; elle eut en même temps dans l'abdomen une sensation de boule qui se déplace ; la crise passa.

Deux mois après elle eut la même sensation, et à chaque époque de ses règles, eut des troubles abdominaux ; elle remarqua qu'elle urinait plus souvent, et allait difficilement à la selle ; elle se décida à aller consulter à l'hôpital.

Elle était atteinte d'un fibrome volumineux situé de chaque côté de la ligne médiane ; la tumeur occupant tout le corps utérin n'avait pas encore envahi le col.

Le 4 juillet, la laparotomie médiane sous-ombilicale conduit sur un fibrome qui est énucléé par l'hystérectomie abdominale supra-vaginale ; deux plans de suture ferment la cavité abdominale, et la malade guérit parfaitement ; la malade a été revue en octobre 1901.

Observation 4954. — Mme A.., âgée de 35 ans, souffre depuis un an de douleurs abdominales ; elle voit ses règles revenir très fréquemment, tous les quinze jours ou trois semaines ; elle a des troubles digestifs et s'anémie.

Elle vient consulter ; elle a une tumeur située dans la région sous-ombilicale, encore mobile, et reposant sur l'intestin. Cette tumeur a envahi le corps utérin mais en respectant le col.

Le 30 juin M. Rieffel pratiqua l'hystérectomie supra-vaginale, il réunit la paroi en mettant un drain qu'il enleva deux jours après l'opération.

La malade guérit parfaitement.

Observation 4.980. — Mme B., entre à l'hôpital Cochin le 19 juillet 1901, parce qu'elle a des métrorragies abondantes depuis 9 mois ; elle est affaiblie et anémiée.

Un fibrome volumineux, comprimant la vessie enclavée dans le ligament large droit, fait souffrir la malade.

Le 22 juillet, la laparotomie médiane sous-ombilicale conduit sur un utérus atteint de fibromatose gagnant le ligament large droit, qui commence à subir de la dégénérescence granulo-graisseuse.

L'extirpation de la tumeur. est faite par l'hystérectomie abdominale supra-vaginale, et la malade guérit parfaitement.

Mme B., est âgée de 36 ans; elle souffre d'une tumeur abdominale développée dans la région sus-pubienne.

C'est un fibrome du corps utérin qui a respecté le col, causant une légère compression rectale et vésicale et quelques métrorragies.

Le 23 décembre, l'hystérectomie abdominale supra-vaginale est pratiquée, et permet l'ablation de la tumeur et des annexes ; la paroi abdominale est refermée par trois plans qui font une réunion par première intention.

La malade sort guérie, et a été revue en bonne santé le 10 avril 1901 ; elle a seulement au moment de ses règles quelques bouffées de chaleur.

Mlle G., âgée de 40 ans, bien portante jusqu'au début de 1900, voit tout à coup ses règles augmenter d'abondance et de fréquence ; elle ressent de vives douleurs abdominales ; les symptômes restent les mêmes jusqu'en janvier 1901, où débutent les symptômes de compression vésicale et rectale ; la tumeur croît rapidement en mars, avril et mai et la décide à se faire opérer.

Le fibrome remonte à 2 travers de doigt au-dessus de l'ombilic, mais il est encore mobile ; il occupe tout le corps utérin ; la portion cervicale que l'on sent après avoir rompu l'hymen est indemne.

Le 5 juin 1901, l'hystérectomie supra-vaginale est pratiquée ; la tumeur extraite pèse 3 k. 500 gr. ; l'hémostase se fait parfaitement, la paroi abdominale est réunie en un temps, en laissant un petit orifice pour drainer.

La malade a guéri, et maintenant a reconquis sa bonne santé du passé.

Mme C..., âgée de 48 ans, a été bien réglée jusqu'à ces six dernières années où des hémorragies puis des métrorragies sont apparues et l'ont affaiblie ; elle est très pâle, anémique, sans force ; elle s'inquiète parce qu'elle voit grossir chaque jour son ventre et qu'elle a des phénomènes de compression rectale et vésicale.

L'examen fait 4 ans auparavant avait révélé un fibrome gros comme une orange ; aujourd'hui il s'est développé, il occupe la région sous-ombilicale ; le corps entier est envahi, mais le col est indemne.

La malade reste en traitement médical du 4 au 14 juin 1900 pour se mettre en état de résister à l'opération qui, si elle eût été faite le 5 ou 6 juin, aurait eu une issue fatale ; le choc opératoire aurait déterminé la mort.

Le 15 juin 1900, la laparotomie conduit sur un utérus gros avec noyaux inclus dans le ligament large droit œdématié. L'hystérectomie supra-vaginale est terminée sans difficulté et la malade guérit au bout de 20 jours et a été revue en bonne santé.

Mme M..., âgée de 41 ans, forte, robuste autrefois, n'a pas eu d'enfants; une pleurésie en 1896 est la seule maladie qui l'ait retenue au lit.

Elle vient consulter parce que depuis 2 mois elle a des métrorragies profuses qui portent atteinte à son état général; elle s'anémie et perd ses forces.

L'examen révèle un gros fibrome du corps utérin encore mobile laissant intacte la portion vésicale; le fibrome se porte vers l'ovaire gauche; elle a des phénomènes de compression de l'intestin grêle.

Le 14 octobre 1899, l'hystérectomie supra-vaginale est pratiquée, l'hémostase est parfaite, la paroi abdominale est refermée en un temps; le fibrome enlevé pesait 2 kil. 100 gr.

La malade a parfaitement guéri et a été revue en 1901.

Réflexions personnelles.

Nous venons de voir une statistique parfaite avec une mortalité de zéro ; nous nous basons sur des cas assez nombreux pour l'affirmer, et ce n'est pas certes le fait du hasard : nous avons des malades dans les mêmes conditions, les malades opérées par hystérectomie abdominale totale étaient dans le même état de santé, il y eut pour une opération comme pour l'autre des cas aussi favorables et aussi défavorables et les résultats diffèrent.

L'antisepsie fut observée aussi rigoureusement dans un .cas que dans l'autre, le chirurgien et ses aides prirent les mêmes précautions et donnèrent les mêmes soins.

La technique opératoire seule est la cause de la différence des deux statistiques ; l'hystérectomie supravaginale est une opération relativement bénigne et rapide, tandis que l'hystérectomie abdominale totale est relativement une grave et longue opération dans laquelle le péritoine reste plus longtemps au contact de l'air et peut être souillé, bien que chirurgien et aides aient pratiqué une antisepsie et une asepsie rigoureuses

CONCLUSION

Le traitement rationnel des fibromes, à évolution abdominale, qui procure une guérison radicale, est l'hystérectomie.

Les moyens médicaux : injections d'ergotine, saisons d'eaux minérales, ne causent qu'un soulagement passager ; ils sont une méthode palliative et non curative ; nous sommes cependant redevables à l'électricité de quelques guérisons.

Mais plusieurs malades, dont nous avons lu les observations, l'avaient tentée en vain, et durent recourir au traitement chirurgical.

La ligature atrophiante des utéro-ovariennes, pratiquée chez quelques malades comme opération palliative, nous a donné un faible résultat.

Nous nous vîmes forcés certes de recourir à l'hystérectomie. Sitôt que le diagnostic de fibromotose sera fait, nous discuterons si nous devons opérer d'urgence, ou attendre si nous reconnaissons des phénomènes de compression des uretères, de la vessie, du rectum, des hémorragies profuses qui affaiblissent les malades, nous n'hésiterons pas à intervenir sans perdre un temps précieux que nous aurions à regretter plus tard. Témoin l'observation de la malade qui meurt avant l'opération qu'elle a refusée depuis deux ans.

Notre malade approche-t-elle de la ménopause ou n'a-t-elle aucun accident, nous pourrons attendre un peu, espérant que la cessation des congestions mensuelles va gêner le développement de la tumeur ou même va la faire rétrocéder.

Dans tous les autres cas, nous interviendrons avec opportunité, et si la malade paraît un peu affaiblie et dans un état insuffisant pour supporter le choc opératoire, nous lui ferons subir un traitement médical..

Des trois opérations d'hystérectomie, nous ne pratiquerons la vaginale que dans les cas de fibrome du col, ou de petits fibromes du corps, gros comme une pomme ou une orange ; dans tous les autres cas, nous pratiquerons l'hystérectomie abdominale, supérieure au point de vue opératoire, plus sûre et nous permettant de conserver un utérus utile dans le cas de fibromes pédiculés ou du ligament large ; l'hystérectomie abdominale totale ne sera pratiquée par nous que dans les cas de gros fibromes qui envahissent col et corps utérins, qui ne permettent pas de faire un pédicule utérin sous-péritonéal.

Nous aurons besoin alors de nous entourer d'un plus grand nombre de soins antiseptiques ; il nous faudra une rigoureuse asepsie de la cavité vaginale ; car nous ne devons pas oublier, que nous avons à faire des manœuvres dans la cavité abdominale et dans la cavité vaginale, et que nous aurons à faire passer un col libéré de ses insertions vaginales par la cavité péritonéale.

Une vaginite rebelle, ou des ulcérations inguérissables du col, nous empêcheront d'intervenir, et s'il y a urgence nous ferons l'hystérectomie supra-vaginale. Cette dernière opération, comme nous l'avons vu plus haut, est beaucoup plus facile à pratiquer, plus rapide, et laisse moins longtemps la cavité péritonéale ouverte : l'hemostase est plus facile et jamais nous n'avons vu d'hématome sous péritonéal comme dans l'hystérectomie abdominale totale. Les statistiques étrangères, comme les statistiques françaises, donnent une mortalité inférieure, pour l'hystérectomie supra-vaginale : Noble a analysé les procédés américains et suites opératoires de Howard, O. Kelly, Baldy, Penrose et Boldt. Sur 345 opérations, il relate 17 morts, soit une mortalité de 4,3 pour 100. Obshausen présente au congrès de Wiesbaden une statistique de 520 hystérectomies abdominales totales pratiquées par des chirurgiens allemands, il rencontre 50 morts, soit une mortalité de 9,6 pour 100 Hoffmeir oppose en 1898 une statistique d'hystérectomie abdominale supra-vaginale ; il cite 342 cas, parmi lesquels nous ne trouvons que 12 morts, soit une mortalité de 3,5 pour 100.

Si nous ne considérons que les chiffres, nous voyons aussi la supériorité de l'hystérectomie supra-vaginale sur l'hystérectomie abdominale totale : cette opinion semble prévaloir chaque jour davantage : le professeur Terrier ne pratique plus que la supra-vaginale. MM. Quenu, Bailly et E. Schwartz ne pratiquent plus guère que la supra-vaginale.

NOTES BIBLIOGRAPHIQUES

HILDEBRANDT. — *Berl. Klin. Wochenschr.*, 1872, n° 25.

HEURTEAUX. — *Journal médical de l'Ouest*, 1878.

SPIEGELBERG. — *Arch. fur gyn.*, t. VI.

LUCAS-CHAMPIONNIÈRE et DANION. — *Bull.* et *mém.* de la Société de Chirurgie, 1889.

TRÉLAT. — *Clinique chirurgicale*, t. II.

BOUILLY. — *Bull.* et *mém.* de la Société de Chirurgie, 1889.

TRENHOLME. — *Amer. journal of Obst.*, 1876.

LÉOPOLD. — *Arch. fur gyn.*, vol. XXXVIII.

FEHLING. — *Würt. med. coor. blatt.*, 1887.

BOUILLY. — *Bull.* et *mém.* de la Société de Chirurgie, 1888.

SEGOND. — *Annales de gyn.*, 1888, t. XXIX.

TERRILLON. — *Ann. de gyn.*, 1888, 510.

SÉCHEYRON. — *Traité de l'hystérectomie par la voie vaginale*, 1889.

KOTTMANN. — *Corresp. fur Schw. Aerzte*, 1882.

PÉAN. — Académie de médecine, 1882.

GOMET. — *Thèse* de Paris, 1886.

KIMBALL. — *Boston med. and. surg. journal*, 1855.

KŒBERLÉ. — *Gaz. méd, de Strasbourg*, 1861.

KLEBERG. — *Saint-Petersbourg méd. Woch.*, 1877.

KRŒNLEIN. — Congrès de Zurich, *Amer. of obst.*, 1890.

BERAKOWSKY. — *C. f. gyn.*, 1888.

BOUILLY. — *Mercredi médical*, 1890.

OTTO THELEN. — *Cent. f. gyn.*, 1891.
BARDENHAUER. — *Der Drainirung der Peritonealhœhle.*
MARTIN. — *Zeitschr. fur geb. und gyn.*
PÉAN. — Académie de médecine, 1891.
CHRABAK. — *Cent. fur gyn.*, 1891.
MEINRET. — *Weiner med. Woch.*, 1885.
BYLORD. — *Amer. gyn.*, 1889.
Congrès de Chirurgie, *Amer.*, 1892.
BÜCHEL. — *Thèse* de Bâle, 1890.
BRENNECKE. — *Zeitschr. fur geb. und gyn.*
Annales de gynécologie et obstétrique, 1890-1901.
Ann. de gyn., 1890-1901.
Bull. de la Société de Chirurgie, 1890-1901.
POZZI. — *Traité de gynécologie.*
Traité de Chirurgie, MM. Duplay et Reclus, nouvelle et ancienne édition.
Traité de Chirurgie de MM. Le Dentu et Delbet.

TABLE DES MATIÈRES

IMPRIMERIE F. DEVERDUN, BUZANÇAIS (INDRE)

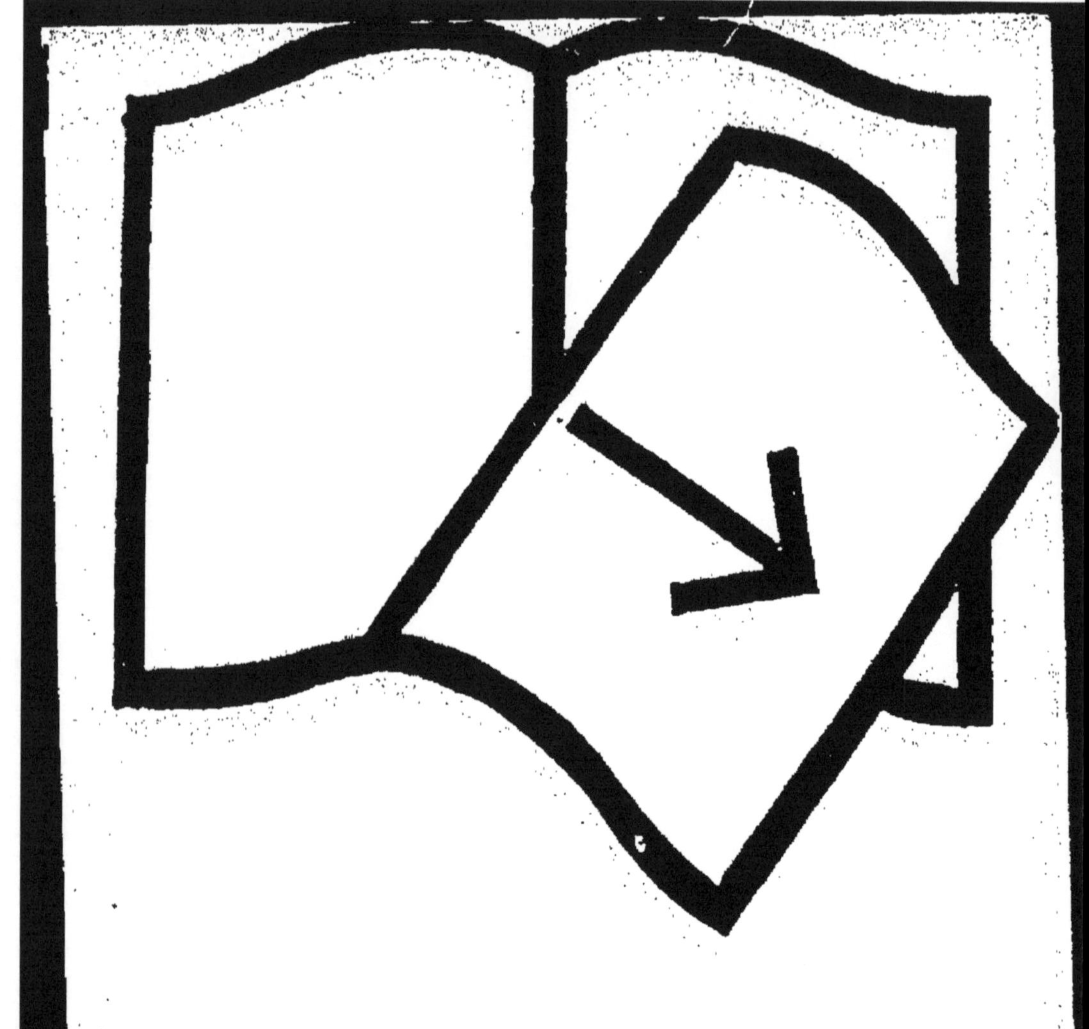

Documents manquants (pages, cahiers...)

NF Z 43-120-13

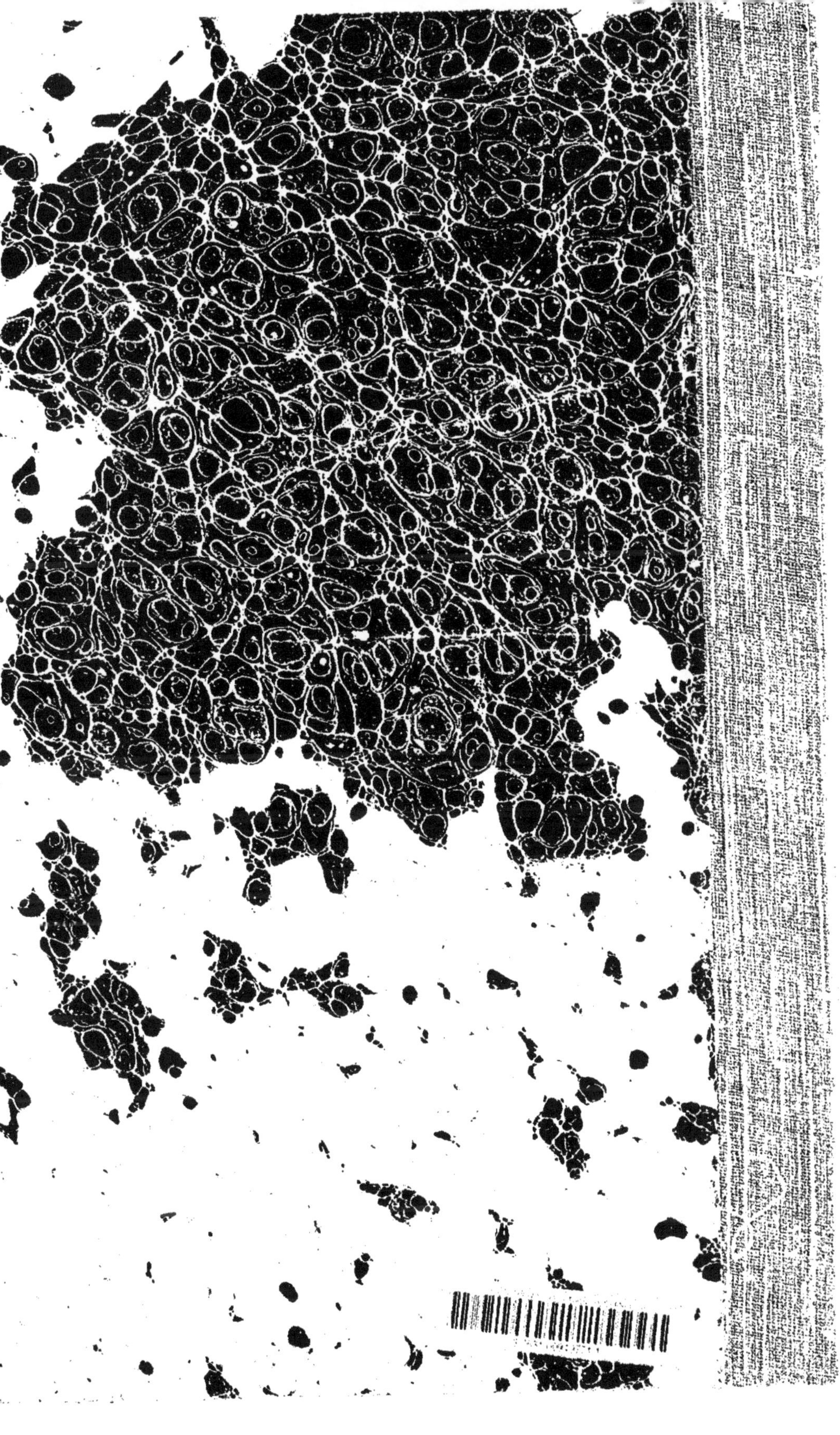

www.ingramcontent.com/pod-product-compliance
Ingram Content Group UK Ltd.
Pitfield, Milton Keynes, MK11 3LW, UK
UKHW021009200726
13857UKWH00004B/1357

9 782013 556880